2e édition

Le travail de fin d'études

S'initier à la recherche en soins infirmiers

UE 3.4 - UE 5.6
• Chantal Eymard • Odile Thuilier • Michel Vial

ÉTUDIANTS IFSI

Ouvrage coordonné par Chantal Eymard

Le travail de fin d'études

2e édition

S'initier à la recherche en soins infirmiers

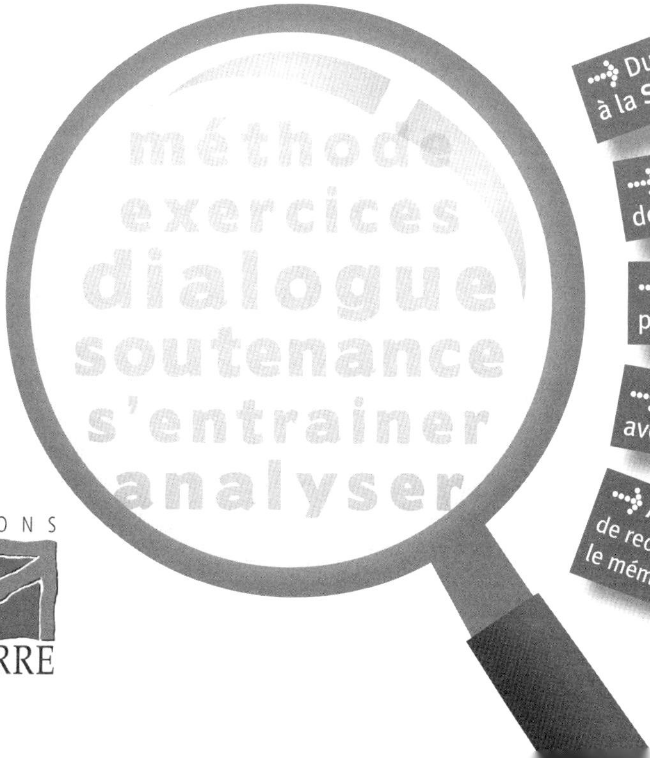

- Du thème à la soutenance du TFE
- Choisir une méthode de recherche
- Des exercices pour s'entraîner
- Dialoguer avec les formateurs
- Analyser un article de recherche et soutenir le mémoire de fin d'études

EDITIONS LAMARRE

Direction d'ouvrage : Chantal Eymard

Les auteurs :

- Chantal Eymard
- Michel Vial
- Odile Thuilier

sont membres fondateurs de l'AFREES (Association de Formation, de Recherche, d'Évaluation en Éducation et Santé)

Ouvrage préfacé par Marie-Claude Moncet

Lamarre, une marque
Wolters Kluwer France

1, rue Eugène-et-Armand-Peugeot
92856 Rueil-Malmaison cedex

ISBN 978-2-7573-0446-4

PRÉFACE

Cette décennie est décidément bien celle de tous les changements et nul n'échappera à la réorganisation du système de santé, confronté à des réalités et enjeux économiques et sociaux de grande ampleur.

Cet ouvrage, par sa rigueur, son approche didactique du travail de recherche, les exercices d'autoformation à chacune des étapes de l'apprentissage et méthodes diversifiées de recherche qu'il propose, est un guide précieux pour les étudiants. Les formateurs en soins, dont le projet de formation met l'accent sur **un travail de fin d'études au service de l'initiation à la recherche,** trouveront là une aide efficace.

À la demande légitime des citoyens, à leurs inquiétudes, à la diversification des besoins se doivent de répondre les professionnels du secteur sanitaire et social, en termes de qualité des prestations et en adaptation constante à l'évolution de leurs demandes. Ils doivent faire preuve d'un véritable professionnalisme, mais aussi d'une compétence individuelle mise au service d'une compétence collective interdisciplinaire. Là se feront les partages des savoirs codifiés dans le champ de l'humain, favorisant ainsi le décloisonnement tant souhaité par les usagers, mais aussi par les professionnels du soin.

S'il est défini par professionnalisme comme « l'acquisition progressive de la maîtrise d'une activité », les professionnels attendent, eux, la reconnaissance sociale de cette maîtrise et se réclament de l'appartenance à une identité professionnelle spécifique. Ils s'inscrivent dans une logique de reconnaissance et une légitimité professionnelle.

Réclamer une autonomie professionnelle, notamment par rapport au corps médical, et une reconnaissance des responsabilités orientent vers la capacité à définir son champ de compétences, à conceptualiser ses prestations, à évaluer ses pratiques, à en éprouver les qualités de sécurité et d'efficacité. Il faut aussi apprendre à définir ses normes, à échanger par le partage de publications, à travailler son identité spécifique pour mieux évoluer dans une dimension collective d'équipe, interprofessionnelle.

La recherche en soins est « un passage obligé » pour l'évolution de la conception des soins centrée sur l'homme, son environnement, sa santé.

Plus la recherche rigoureuse, en soins spécifiques, sera développée, plus elle pourra se définir et s'organiser à côté de la recherche médicale pour une collaboration intelligente au service des personnes soignées.

L'arrêté du Conseil d'État du 5 avril 2004 rejetant l'ensemble des recours visant l'annulation du seul titre de « directeur des soins », attribué à des paramédicaux, confirme qu'il existe bien une distinction de l'acte médical et de l'acte de soin [1]. Il renvoie les acteurs de soins dans une distinction de corps pour tendre à séparer « l'art médical de l'art soignant » afin de les inscrire dans leurs responsabilités réciproques et leurs obligations, notamment la « recherche de qualité de soins pour les patients », mais aussi, et

[1] Gilles Devers, « Directeur de soins, autant de droits que de devoirs », revue *Droit, déontologie et soins,* juin 2004, vol. 4, n° 2, p. 245.

surtout, pour mieux les rappeler à leurs obligations de collaboration dans le respect des droits et des devoirs. Il appartient aux professionnels médicaux et soignants de se préoccuper de l'évolution des soins, d'en rechercher l'efficience. Les recherches spécifiques paramédicale et médicale seront particulièrement appréciées au service de la co-construction de la meilleure réponse possible à la demande de soins aux personnes.

Par ailleurs, il est demandé aux politiques de « moderniser » le système de formation initiale et continue et, notamment, d'intégrer les diplômes et qualifications des personnels de santé dans le dispositif européen LMD, vaste champ à ouvrir que celui d'intégrer les diplômes professionnels dans les équivalences de diplômes universitaires...La formation infirmière inscrit les nouveaux diplômés dans un grade de licence uniquement. C'est notamment dans ce dispositif **que sera regardé de près la capacité des professionnels du soin à s'inscrire dans la recherche spécifique, à produire des travaux écrits et des publications, en matière de travail de fin d'études ou de mémoire afin d'évoluer vers une véritable discipline universitaire en soins, à l'instar de ce qui est fait dans de nombreux pays soucieux de la valorisation des métiers du soin.**

Dans le dispositif de formation, quoi de plus profitable pour l'étudiant en soins infirmiers (ou dans l'une des 14 professions paramédicales existantes) que de plonger dans une recherche, de développer sa curiosité à la « fouille » bibliographique ? Quoi de plus enrichissant que de développer sa capacité à analyser ses pratiques, à les objectiver, les questionner, les critiquer, pour se placer dans une posture de chercheur pour mieux apprendre, s'inscrire dans sa profession et trouver, voire retrouver, le sens de ses actions de santé : pratiques éducatives, relationnelles, curatives, cliniques. L'écriture même d'un TFE (travail de fin d'études) ou d'un mémoire participe en soi à l'apprentissage de la communication professionnelle, mais, surtout, il aide à structurer sa pensée, à organiser son écrit, à se distancier de la problématique étudiée, à partager son travail avec les autres et à se faire ainsi reconnaître à part entière, en quelque sorte à se laisser « voir » par ses pairs... **Une autre façon « d'être soi » dans le monde qui nous entoure, une façon de travailler sa posture éthique et son éthique « professionnellement correcte ».**

S'inscrire dans la recherche, c'est s'engager dans une investigation rigoureuse, s'engager dans sa profession, en déterminer son savoir, en expérimenter ses choix, en déterminer ses mots et s'accorder ainsi sur la base d'un vocabulaire spécifique. On pourra alors valider ses résultats et les communiquer à ses pairs, à la communauté scientifique et ainsi s'opposer d'une certaine façon à la réalisation trop rapide « de recettes » protocoles reproductibles dont regorgent « les bibles » en soins. C'est se positionner en ressource, en force à part entière. **Les soins s'inscrivent dans le champ des sciences sanitaires et sociales. La recherche dans la discipline des soins demande à s'ouvrir à l'ensemble des modèles de recherche de ces sciences et par là même se réclame d'une pluralité d'approches théoriques.**

Cet ouvrage, par son entrée dans la pluralité des méthodes, avec une rigueur scientifique qui permet un enrichissement individuel et collectif des soins, offre à l'apprenti chercheur une distanciation nécessaire « pour donner sens aux pratiques » et permet l'expérience d'être au monde différemment, être « promoteur de son avenir ».

Quel défi et quel bonheur sont alors offerts aux formateurs en soins que de conduire les étudiants à un diplôme professionnel vers une voie universitaire dont dépendra la qualité des prestations de soins, mais aussi la reconnaissance identitaire, statutaire des professionnels du soin. Se réclamer de ce droit veut dire s'inscrire dans une production de recherche digne de ce nom.

Marie-Claude Moncet
Directeur de soins
Past président du CEFIEC

SOMMAIRE

INTRODUCTION GÉNÉRALE

Ce livre s'adresse en priorité aux étudiants des instituts de formation en soins infirmiers. Il a été conçu pour participer à leur initiation à la démarche de recherche et à leur accompagnement dans la réalisation d'un travail de fin d'études d'initiation à la recherche. Outil d'apprentissage à la recherche et de régulation d'une recherche, cet ouvrage doit faciliter la relation entre formateurs et étudiants.

En référence à l'arrêté du 31 juillet 2009 relatif au diplôme d'État d'infirmier, les étudiants en soins infirmiers doivent être initiés à la démarche de recherche (UE 3.4.S4) afin de développer leurs compétences en « Veille professionnelle et recherche ». Cet ouvrage se propose de contribuer à la formation des étudiants en soins infirmiers :

- à lire de manière critique des travaux de recherche en soins ;
- à réaliser des études et des travaux de recherche dans le domaine des soins ;
- à communiquer les résultats de leurs travaux ;
- à rédiger des protocoles de recherche ;
- à accompagner des travaux professionnels.

L'unité d'enseignement 3.4S4 est évaluée sur la capacité de l'étudiant à analyser d'un article de recherche.

Les unités d'enseignement 3.4.S6, « Initiation à la démarche de recherche », et 5.6 S6, « Analyse de la qualité et traitement des données scientifiques et professionnelles », sont validées par un mémoire de fin d'étude. Les critères d'évaluation invitent à concevoir ce mémoire comme une initiation à la recherche professionnelle. En effet, l'accent est porté notamment sur les capacités des étudiants :

- à définir un objet de recherche d'intérêt professionnel ;
- à construire un dispositif d'investigation cohérent et pertinent à l'objet ;
- à collecter des sources documentaires ;
- à analyser les éléments au regard d'un cadre théorique et méthodologique.

Une prise de conscience des enjeux de la recherche, pour un corps professionnel, nécessite que les professionnels eux-mêmes soient connectés au milieu de la recherche et qu'ils en valorisent les travaux, dans le respect le plus strict des critères de scientificité. Il en va de la reconnaissance par les partenaires professionnels (toutes catégories confondues) et par la communauté scientifique. Il s'agit alors de se repérer dans l'ensemble des méthodes de recherche disponibles et de les utiliser sur des objets spécifiques au corps professionnel.

Ce travail de fin d'études s'apparente donc au mémoire de recherche professionnelle.

En jouant des différents termes tels que « mémoire », « recherche » et « professionnelle », différentes formules peuvent être retenues qui entraînent alors des conceptions différentes de ce travail écrit de fin d'études. Parler de mémoire de recherche professionnelle met l'accent sur la découverte et l'application de stratégies, d'outils, sur les pratiques professionnelles, afin d'en améliorer l'efficacité. Lorsque le mémoire privilégie l'opérationnel, il veut prouver en quoi l'étudiant a acquis un bon niveau de professionnalité. Dans ce cas, il rend compte de compétences professionnelles observables qui font de l'étudiant dès à présent un bon professionnel, c'est-à-dire qui établit la maîtrise de connaissances solides, permettant d'être efficace tout de suite : la professionnalité. Il s'agit le plus souvent d'une étude qui s'adresse aux praticiens, à un commanditaire, un décideur pour l'aider à prendre des décisions. Le travail de fin d'étude se situe alors dans *la praxéologie*[1]. Sa visée est de transformer et d'*améliorer* les pratiques.

Parler de mémoire de recherche professionnelle, c'est d'une autre façon, signaler que ce travail écrit est un creuset de la formation en soins, où se développent des compétences scripturales et de réflexivité sur les actes professionnels ; mais alors, que deviennent les compétences épistémologiques et méthodologiques initiées par la recherche ? Ces préoccupations légitimes ne nous sont pas étrangères. La recherche s'adresse d'abord à une communauté scientifique. Les professionnels y puisent des éléments de réflexion pour leurs pratiques, car *les résultats* d'un travail de recherche ne s'appliquent pas systématiquement comme une *grille* sur le destin des pratiques. Nous appellerons « recherche professionnelle » une recherche qui satisfait aux critères de scientificité, mais dont l'objet s'inscrit dans les préoccupations professionnelles du moment. Réalisée par des professionnels et dans le cadre d'un travail d'initiation à la recherche par des étudiants sur leurs activités en stage, elle nécessite une réflexion sur la posture* de « praticien-chercheur ». La recherche professionnelle engage un travail d'analyse de la pratique de l'auteur de la recherche et des pratiques professionnelles (F. Cross, 2001). C'est donc une recherche contextualisée qui vise à produire de la connaissance autant en direction d'un corps professionnel que d'une communauté scientifique. Ce qui implique, d'une part, qu'il y ait une description précise du contexte professionnel dans lequel la recherche s'inscrit et, d'autre part, que le chercheur ne fasse pas l'impasse du caractère situé des résultats, d'autant plus que les résultats d'une recherche ne portent pas en eux-mêmes leur mode d'emploi et que c'est aux praticiens parce qu'ils sont formés à la recherche dans leurs études d'identifier ce qui est réinjectable dans la pratique et comment améliorer les pratiques.

Le statut de la recherche que nous privilégions ne fait pas l'impasse du terrain et de ses préoccupations d'ordre économique, éthique et fonctionnel. C'est bien à partir de questions professionnellement vives, dans un contexte institutionnel situé, que s'élabore un projet de recherche. Les découvertes peuvent être locales et provisoirement à courte portée, les réactualisations que peut produire ce travail de recherche (sur les pratiques mais aussi les modèles, les concepts)

[1] Voir glossaire, p. 139. Dans cet ouvrage, les mots suivis d'un astérique sont listés dans le glossaire.

peuvent éclairer encore autrement les évènements du quotidien : dans un second mouvement, les fruits de la recherche sont à resituer, à réinvestir dans le champ des pratiques. Si le chercheur ou l'apprenti chercheur peut suggérer de telles propositions, c'est bien aux professionnels de terrain qu'il appartient ensuite de transférer cette remise en actes. Ce que donne à voir et à entendre un compte-rendu de recherche échappe toujours aux praticiens : à moins que ceux-ci ne soient formés à lire, à traduire et à opérationnaliser, ce que suggère l'énoncé de la recherche. Donc, il s'agit bien d'un mémoire, d'un écrit de fin d'études conçu et réalisé selon des critères scientifiques, *à partir de problématiques de terrain pour y revenir ensuite.*

DIFFÉRENTES COMMANDES ET DIFFÉRENTES DÉMARCHES

Une enquête que nous avons réalisée auprès de plus de cent instituts de formation en soins infirmiers, en janvier 2004, a mis en évidence différentes façons de concevoir ce travail de fin d'études [1]. Il peut donc prendre la forme :

- d'une analyse de situation ;
- d'une enquête ou d'une étude ;
- d'une étude de cas ;
- d'une analyse des pratiques professionnelles ;
- d'une initiation à la recherche.

Lorsqu'il est considéré comme initiation à la recherche, la commande varie d'un Institut à l'autre. Elle a pu aller du travail de problématisation d'un objet de recherche jusqu'à celui de l'élaboration d'un dispositif de recherche et de sa mise à l'épreuve du terrain, voire du recueil de données permettant d'initier certains résultats. Les méthodes de recherche enseignées diffèrent aussi selon l'institut de formation, ainsi que les outils de recueil et de traitement des données. Parmi les méthodes de recherche citées comme possibles pour les étudiants, la méthode expérimentale et la méthode clinique sont les plus fréquentes ; puis viennent la méthode différentielle et la méthode de l'*ethnos*. La méthode historique obtient le pourcentage de réponses le plus faible.

Considérée majoritairement comme une épreuve de professionnalisation, ce travail de fin d'études est un outil de réflexion au service de l'étudiant.

- Il conduit le futur professionnel à analyser sa pratique, à réfléchir sur les compétences professionnelles à développer et les textes professionnels.
- Il est une occasion d'une autoévaluation au sens plein du terme.
- Il est un des outils de passage de la formation à l'emploi.
- Il invite à un investissement du soi professionnel.

---

[1] Cette enquête nous permet de recenser les pratiques pédagogiques souvent innovantes à propos du travail de fin d'étude. Elle fera l'objet d'un prochain ouvrage destiné aux formateurs d'IFSI.

• Il est un outil de conceptualisation des situations qui favorise le travail du rapport implication/distanciation* de l'étudiant dans les situations professionnelles.
• Il participe de l'acquisition d'une culture professionnelle et de la compréhension de la santé en tant que champ social.
• Il est aussi, en tant que questionnement des pratiques professionnelles, une occasion pour le terrain d'exercice d'avoir un retour sur ses pratiques.
• Il contribue à la qualité des soins.
• Il est également une démarche formalisée pour être reconnue comme professionnel dans le champ institutionnel de la santé.

Quelle que soit la commande de votre institut, en tant qu'étudiant vous devrez démontrer dans ce mémoire :
• votre appropriation des savoirs fondamentaux pour l'exercice professionnel, des savoirs utiles pour étayer les techniques et la dynamique des relations professionnelles ;
• votre capacité à vous positionner et à agir en professionnel compétent dans un lieu d'exercice en utilisant les connaissances théoriques et méthodologiques pour analyser les situations professionnelles ;
• votre capacité à communiquer vos expériences par écrit et par oral à une communauté professionnelle, en utilisant un langage professionnel et en assurant une posture* professionnelle pertinente aux situations rencontrées.

LES OBJECTIFS DE L'OUVRAGE

L'intérêt de l'initiation à la recherche se situe à deux niveaux.

• *Le développement personnel.*
- Vous allez acquérir de la rigueur.
- Vous serez intelligible.
- Vous allez mettre en travail le soi professionnel.
- Vous soutiendrez en conséquence votre processus de professionnalisation.
- Vous allez étayer et valoriser l'identité professionnelle du corps dans lequel vous vous insérez.

• *Le développement professionnel.*
- Vous contribuerez à constituer un corps de savoirs conceptualisés à partir de vos pratiques parce que, en tant que professionnel, vous serez en capacité de lire les comptes rendus de recherche, d'utiliser le langage de la recherche, de le déchiffrer et de l'écrire.
- Vous serez un professionnel réflexif capable d'autoévaluer votre agir professionnel et de vous désengluer de la doxa professionnelle, de la langue locale du métier, des évidences du sens commun, des croyances.
- Vous serez un professionnel qui pourra être partenaire dans les travaux de recherche à venir. Vous pourrez être demandeur de recherches issues de vos préoccupations professionnelles et dont les résultats pourraient intéresser votre corps professionnel car vous serez apte à transformer un problème pratique en une question de recherche, qu'un chercheur, avec vous, viendra problématiser et traiter.

- Vous contribuerez à l'évolution de la réflexion sur votre métier, votre profession ; à infléchir le devenir professionnel. Vous serez capable de relativiser les dysfonctionnements qui pourraient sans cela n'être conçus que dans la résolution de problèmes, la prise de décision rationnelle et la remédiation pour l'éradication de symptômes. Vous vous préoccuperez au contraire de les relier à des projets plus vastes qui engagent le devenir de votre profession et son positionnement dans la communauté des soins.

Qu'est-ce que la recherche ?

Les visées de la recherche sont de développer de nouvelles connaissances, de produire de la régulation théorique. Même si, dans ce travail, vous n'irez pas jusque-là, vous aurez à fonder sur quelles théories et pour quels phénomènes vous vous proposez d'éprouver (de faire l'expérience de l'intérêt et de la limite) une problématique pour expliquer et comprendre un événement, une situation, un segment de pratique.
Pour contribuer à l'évolution des théories, la recherche développe de nouvelles formes d'approche de compréhension des phénomènes, d'événements devenus signifiants. Pour ce faire, il est nécessaire d'utiliser une méthode de recherche, reconnue et identifiée dans la communauté scientifique. Les méthodes de recherche disponibles aujourd'hui s'inscrivent dans une histoire des sciences, une épistémologie* ; c'est-à-dire que chaque méthode s'est constituée dans un contexte historique, philosophique, social particulier. La manière de produire des connaissances pour ce qui concerne les relations humaines dépend de visions du monde différentes et repose sur des positionnements sur ce qu'est la vérité scientifique à un moment donné.

Van der Maren [1] pose deux buts à la recherche : « la contestation des dogmes et la transgression des savoirs ». Il définit la recherche comme « la mise en doute, la critique, la contestation du sens commun, du bon sens, des théories et des manières de penser prônées par la majorité ou par les autorités ». Il s'agit bien de faire évoluer la façon de concevoir les pratiques, les événements, et non pas d'ériger de nouveaux dogmes, qu'ils soient théoriques ou méthodologiques. C'est pourquoi nous avons opté dans cet ouvrage pour la présentation de plusieurs méthodes de recherche, toutes reconnues dans les sciences humaines, et non d'une seule qui serait la meilleure.

Si de nombreux écrits ont mis en avant les qualités d'une production de recherche, peu se sont intéressés à énoncer les qualités attendues d'un chercheur. En effet être chercheur, ou apprenti-chercheur, ne va pas de soi. Nul ne naît chercheur, comme nul ne naît soignant d'ailleurs ; il est nécessaire d'acquérir ou de développer certaines qualités.
• *Le détachement :* pas de survalorisation d'une théorie, d'une idée, d'une vision du monde, d'une idéologie qu'on croirait vraie une fois pour toutes.

---

[1] Van der Maren J.-M., 1996, p. 5.

• *La vigilance :* méfiance envers son propre fonctionnement, envers ses investissements symboliques, ses préférences ; avoir de la distance par rapport aux objets étudiés dans le respect des personnes avec qui on travaille.
• *La rigueur :* travail permanent sur sa posture*, ses implications*, sur ses procédures*, ses méthodes, sur la cohérence du discours soutenu.
• *Le désir d'intelligibilité :* comprendre et se faire comprendre, donner à voir ce sur quoi on s'appuie, travailler ses références, les faire évoluer en permanence en fonction des travaux des autres.
• *La pertinence aux contextes sociaux :* identifier les questions vives, les thèmes de réflexion actuels ; réactualiser en permanence ses étayages, ses champs d'investigation en fonction de l'évolution des pratiques sociales étudiées, pour pouvoir prendre en compte le sens commun établi.

LA RECHERCHE EN SOINS INFIRMIERS

La recherche en soins infirmiers s'élabore conformément aux critères de scientificité de toute recherche en sciences humaines. En ce sens, elle vise l'élaboration, le développement et la régulation de savoirs scientifiquement validés dans le champ de la santé et des sciences infirmières. Elle utilise les méthodes de recherche avérées en sciences infirmières (sciences qui s'inscrivent dans le champ des sciences humaines, sociales et biomédicales) pour participer à la compréhension des phénomènes de santé, en produisant des connaissances généralisables, transférables, communicables à la communauté scientifique, à la communauté professionnelle des soignants ainsi qu'à la communauté des patients et de leur famille. Ces connaissances peuvent conforter, amplifier, élargir des lois, des modèles ou des théories. Mais elles peuvent aussi les remettre en question, les bousculer, les contredire, mettre en évidence certaines de leurs limites et participer à l'élaboration d'autres théories, lois et modèles. Faire de la recherche passe donc par la communication des travaux et le regard critique porté par d'autres, qu'ils fassent partie de la communauté scientifique, d'une communauté professionnelle en soins infirmiers, en santé et/ou de tout citoyen. Ainsi les résultats des travaux de recherche peuvent contribuer à la prise de décision en matière de santé, d'organisation des soins, à la régulation des pratiques, de la formation et de la recherche dans le domaine des soins infirmiers.

« La recherche dans le domaine des soins infirmiers est une démarche qui procède d'une quête systématique visant à dégager de nouveaux savoirs infirmiers au bénéfice des patients, des familles et des communautés. Ce type de recherche englobe tous les aspects des questions de santé qui revêtent un intérêt quelconque pour les soins infirmiers, y compris pour ce qui est de la promotion de la santé, de la prévention des maladies, des soins aux individus de tous âges pendant leur maladie, durant leur rétablissement ou lors de l'accompagnement vers une mort dans la dignité et la paix. » (Source : http://www.icn.ch/matters_researchf.htm.)

Elle se caractérise donc par les points suivants.
• *Les problématiques qu'elle met à l'étude :* centrée sur des problématiques de soins infirmiers, d'encadrement et de formation des professionnels infirmiers et

d'éducation à la santé, la recherche s'intéresse à tous les aspects du soin éducatif, préventif et curatif : la clinique soignante, les procédures de soins, les actes de soins, l'organisation du soin ou des soins... ainsi que l'apprentissage et la formation en soins et au soin.

• *Son champ théorique et méthodologique de référence* : c'est celui des sciences humaines, des sciences sociales et des sciences bio-médicales. Elle se réfère donc à une pluralité de sciences, tant qu'elle ne s'est pas constituée en science, ce qui est le cas en France à ce jour. « L'épistémologie des sciences infirmières est l'objet de nombreux débats et controverses au sein de la communauté scientifique infirmière. Après avoir vainement tenté d'arriver à un consensus entre les écoles de pensée concurrentes, les sciences infirmières se caractérisent par leur diversité épistémologique [1]. » Des paradigmes multiples y coexistent ou se juxtaposent, rendant parfois plus difficile la lisibilité et la visibilité des travaux de recherches ou des productions scientifiques. Ces approches différentes de la production de savoirs portées par les écoles de pensée sont encore trop souvent réduites à une opposition recherche qualitative/recherche quantitative dans le discours par une dichotomie par trop simplificatrice qualitatif *versus* quantitatif. Il faut toutefois souligner l'apparition dans les journaux de recherche d'une tendance à recourir aux approches mixtes dans le domaine de la recherche infirmière. » [2]

• *La rencontre avec le terrain des pratiques du soin infirmier* : le projet de la recherche en soins infirmiers est de produire des connaissances au service de la qualité des soins et de la vie des individus et des groupes sociaux. Une des conditions *nécessaire* pour faire de la recherche en soins infirmiers est donc d'aller investiguer sur un terrain des pratiques. Il peut s'agir de l'hospitalisation publique ou privée, mais aussi de l'ensemble des lieux où la question des soins infirmiers se pose, qu'il s'agisse de la santé du citoyen à l'école, au travail, à son domicile, dans ses loisirs, dans le quartier où il vit.

• *Le respect des règles déontologiques de la profession* : on ne peut faire de la recherche en soins infirmiers sans déontologie. Les questions éthiques sont fondamentales, parce qu'il n'y a pas d'investigation sans débat sur les valeurs. Les savoirs produits sont liés aux valeurs. Une éthique du sujet est indispensable puisque la recherche est au service de la santé de l'être humain et des groupes sociaux. Le chercheur doit le respect et la protection aux personnes qui participent à la recherche. Responsable de la confidentialité des données recueillies, le chercheur est tenu au secret professionnel vis-à-vis de l'ensemble des acteurs impliqués dans la recherche ; l'anonymat est toujours de guise.

• *Un statut scientifique* (à faire reconnaître et à légitimer) de ses connaissances et de ses méthodes en construction en France : au plan international, les sciences infirmières sont « instituées depuis plus de cinquante ans ». Elles « visent à mettre à disposition des infirmières des savoirs issus de la recherche ayant vocation à recommander des modes d'intervention de soins infirmiers pourvoyeurs de résultats de soins infirmiers positifs pour la santé du patient ou d'un groupe. Ce va-et-vient entre les savoirs issus de la recherche et leur utilisation dans une pratique déterminée caractérise les sciences infirmières

[1] Tarlier, D. (2005).
[2] Debout Ch., Eymard C., Rothan-Tondeur M. (2010).

comme une discipline professionnelle. »[1] Vouloir accorder un statut scientifique aux savoirs et aux pratiques spécifiques d'une profession ne suffit pas pour fonder une nouvelle science. Fonder une nouvelle discipline passe par des étapes incontournables, épistémologiques et politiques. Il faut la reconnaissance par les autres disciplines scientifiques, d'une part de la spécificité des savoirs en jeu, et d'autre part, de la constitution d'une famille scientifique, d'un corps de chercheurs. Tout chercheur est engagé dans ce processus.

COMME UN CAHIER : LES UTILISATIONS POSSIBLES DE CET OUVRAGE

Ce livre peut vous aider pour :
- analyser un article de recherche ;
- réaliser et soutenir votre mémoire de fin d'étude.

Il peut être tenu comme un journal, un cahier, durant votre formation et la conduite de votre recherche. Il peut être lu et travaillé en entrant par n'importe quel chapitre : il ne déroule pas une argumentation linéaire ni un parcours obligé à suivre pas à pas pour la réalisation du TFE.

L'ensemble des chapitres est étayé par des exemples, des exercices et des fiches de régulation pour votre propre travail de recherche. Les problématiques prises en exemple et construites tout au long de l'ouvrage sont issues de la familiarité que les auteurs ont développée avec les milieux de la santé, à partir d'une expérience directe de pratiques de soins et/ou à partir de partenariats de formation et de recherche. Ces problématiques n'ont donc pas fait l'objet de travail de fin d'études en soins infirmiers. Il est tout à fait possible de se servir des exemples indiqués dans cet ouvrage pour construire son travail de recherche. Si d'aventure l'un des lecteurs souhaitait conduire « pour de vrai » l'une des recherches proposées ici, les auteurs souhaiteraient en avoir connaissance pour une éventuelle publication[2].

Choisissez l'entrée selon les questions que vous vous posez et selon les exigences du cahier des charges, ou des consignes données par votre institut (**FIG. 1**).

Les questions possibles pour s'orienter dans les chapitres

Le **TABLEAU 1** récapitule les éventuelles questions que vous pouvez vous poser et indique les chapitres dans lesquels vous trouverez directement les réponses à ces questions, car d'une manière générale, pour plusieurs d'entre elles, les réponses se construiront sur l'ensemble de l'ouvrage.

---

[1] Ibid.

[2] chantal.eymard@up.univ-provence.fr ; thuilier@up.univ-provence.fr ; vial@up.univ-provence.fr. (Mais il ne s'agit pas pour nous de faire de la régulation à distance ni de doubler votre directeur de mémoire.)

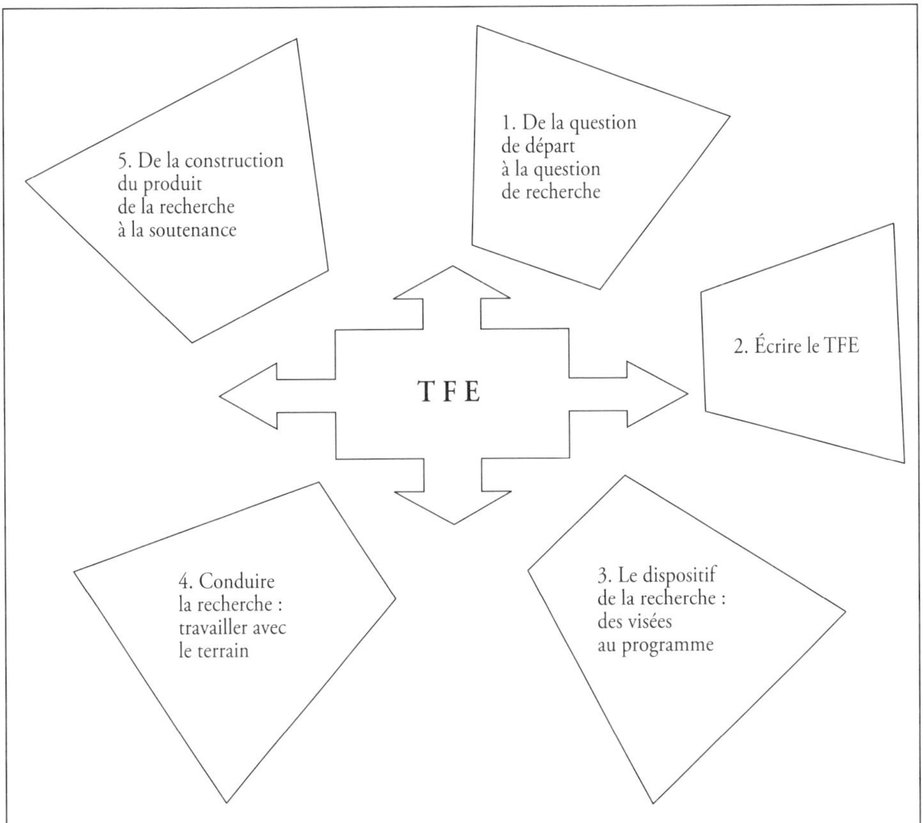

FIG. 1 Les entrées possibles pour naviguer dans l'ouvrage

TABLEAU 1 **De vos questions aux pistes de travail proposées par le livre**

Les questions possibles	Allez au chapitre…
• Qu'est-ce que la recherche ? • Qu'est-ce qui caractérise la recherche en soins infirmiers ? • Quelles sont les qualités attendues chez un chercheur ?	**Introduction** Qu'est-ce que la recherche ? La recherche en soins infirmiers
Comment réaliser l'analyse d'un article scientifique ?	**Chapitre 1** Identifier les études et/ou les recherches concernant l'objet
• Quel thème travailler ? • Comment construire une question de départ ? • Comment réduire mon thème ?	**Chapitre 1** Repérer une thématique en lien avec l'exercice professionnel
• Comment repérer les objets possibles dans mon thème ?	**Chapitre 1** Nommer la question ou l'objet de départ

LES QUESTIONS POSSIBLES	ALLEZ AU CHAPITRE…
• Faut-il prendre en compte les études, les recherches antérieures qui ont été conduites sur le même thème ? • Que faire de ce qui existe déjà sur le thème que je travaille ?	**Chapitre 1** Faire un état des lieux des savoirs théoriques et pratiques : passer des objets possibles à l'objet choisi – Identifier les études et/ou recherches concernant l'objet – Confronter les études et les recherches entre elles
• Faut-il faire une enquête exploratoire ? • Qu'est-ce qu'une enquête exploratoire ? • Où placer les résultats de l'enquête exploratoire ?	**Chapitre 1** Faire un état des lieux des savoirs théoriques et pratiques : passer des objets possibles à l'objet choisi – Faire un état des lieux des savoirs dans la pratique – Le statut des données de l'enquête exploratoire
• Comment passer d'une question de départ à une question de recherche ? • Comment passer d'un thème à un objet de recherche ?	**Chapitre 1** Repérer une thématique en lien avec l'exercice professionnel Nommer la question ou l'objet de départ Faire un état des lieux des savoirs théoriques dans la pratique Choisir une méthode de recherche
• Qu'est-ce qu'une problématique ? • Comment formuler la problématique de recherche ?	**Chapitre 1** Formuler une problématique de recherche
• Qu'est-ce que le cadre conceptuel ? • Comment choisir et construire un cadre conceptuel ? • Comment faire des liens entre les théories et l'objet choisi	**Chapitre 1** Se donner un système de références conceptuel et théorique
• Qu'est-ce qu'une référence ? • Comment utiliser une référence ? • Comment introduire une citation ?	**Chapitre 2** Identifier les critères de signalisation des références L'usage des références La citation La constitution de la bibliographie Quelques conseils d'écriture : la référenciation
• Quand commencer à écrire ? • Y a-t-il un plan type ? • Comment construire les chapitres, les paragraphes ? • Que faire de mon cahier de bord ?	**Introduction** Comment vous y prendre pour réaliser votre travail de fin d'études **Chapitre 1** Se donner un système de références conceptuel et théorique **Chapitre 2** Des critères pour l'écriture du travail de fin d'études L'usage des références Les critères de réalisation du produit
• Peut-on utiliser le « je » ? • Doit-on utiliser le « nous » académique ?	**Chapitre 2** Quelques conseils en écriture

Les questions possibles	Allez au chapitre…
• Comment choisir une méthode de recherche ?	**Chapitre 1** Choisir une méthode de recherche
• À partir de quoi choisir la méthode de recherche ?	**Chapitre 3** Des repères historiques et épistémologiques en méthode expérimentale Des repères historiques et épistémologiques en méthode différentielle Des repères historiques et épistémologiques en méthode clinique Des repères historiques et épistémologiques en méthode de l'*ethnos*
• Ai-je besoin de poser une hypothèse ? • Quels matériaux rapporter du terrain ? • Y a-t-il des étapes obligatoires suivant la méthode ? • Qu'est-ce que je vais faire sur le terrain ? • Que prendre en compte pour construire le dispositif de terrain ? • Est-ce que je dois demander des autorisations pour accéder au terrain ?	**Chapitre 3** Les modalités du dispositif en méthode expérimentale Les modalités du dispositif en méthode différentielle Les modalités du dispositif en méthode clinique Les modalités du dispositif selon les méthodes de l'*ethnos* Ne pas confondre dispositif de terrain et méthode de recherche Les destinataires d'un dispositif de terrain
• Qu'est ce qu'il faut dire ou ne pas dire lors de la négociation de la recherche ?	**Chapitre 4** Conduire la recherche : travailler avec le terrain
• Comment passer de la recherche à l'écriture de la recherche ? • Comment organiser le plan du travail écrit ? • Comment choisir les titres des paragraphes ?	**Chapitre 2** Écrire le travail de fin d'études **Chapitre 5** Mettre en ordre pour rendre intelligible son propos
• Comment préparer la soutenance ?	**Chapitre 5** Préparer la soutenance Soutenir son travail

Les chapitres de cet ouvrage

Chapitre 1 – Les activités incontournables pour définir une question de recherche

Au cours de ce chapitre, nous allons essayer de vous faire passer d'une question professionnelle que vous vous posez ou d'un phénomène, d'une situation qui vous intéressent, à une question de recherche. Il s'agit de vous permettre d'identifier une thématique professionnelle qui puisse constituer un objet de recherche que vous pourrez étudier tout au long de votre travail de fin d'études. Ce chapitre vous informe sur les activités indispensables pour définir une question de recherche.

Nos conseils sont issus de notre expérience d'encadrement de travaux de recherche à différents niveaux d'études universitaires ou professionnelles, des enseignements en Institut de formation en soins infirmiers, et en École de cadres de santé.

Les exercices sont construits pour vous entraîner sur certains points en étant décentré de l'objet qui vous intéresse.

Chapitre 2 – Écrire le travail de fin d'études : différencier la démarche et le produit

Nous avons choisi de placer un chapitre sur l'écriture du travail de fin d'études très tôt dans ce livre. En effet, il n'est pas conseillé d'attendre d'avoir fini un travail de recherche pour se mettre en écriture. On n'écrit pas de manière linéaire, du début de l'introduction à la fin de la conclusion. L'écriture est un outil de clarification de la pensée. Elle oblige l'auteur à poser, au moins temporairement, là où il en est de l'avancement de sa réflexion.

Au cours de ce chapitre, vous serez conduits à :
- organiser, faire fructifier les rencontres avec votre directeur de mémoire ;
- repérer, identifier et vous approprier les critères de réalisation et de réussite de votre travail de fin d'études.

Nous vous donnerons aussi quelques conseils d'écriture, notamment en ce qui concerne l'utilisation du *je* ou du *nous* et l'usage des références. Nous avons pris le parti que vous travaillez sur ordinateur et c'est pour cela que nous vous demandons de constituer plusieurs fichiers d'écriture centrés sur des points particuliers de la démarche de recherche : approche conceptuelle, dispositif de recherche... Dans le cas où vous ne posséderiez pas d'ordinateur, l'organisation de l'écriture est identique, elle se fait par dossiers-papier simultanément ouverts.

Chapitre 3 – Le dispositif de recherche : des visées au programme

Ce chapitre est entièrement consacré à l'explication, pour chaque méthode de recherche, des procédures de structuration et d'organisation d'un dispositif pour réaliser la recherche avec un terrain d'accueil et de recueil de données. Nous aborderons successivement la méthode expérimentale, la méthode différentielle, la méthode clinique ainsi que la méthode de l'*ethnos*. Chaque méthode est introduite à partir de ses repères historiques et épistémologiques. Puis le dispositif de terrain est décliné en fonction de principes à prendre en compte dans l'organisation d'un protocole de recherche. Des exemples illustrent les dispositifs de chaque méthode, et des exercices vous sont proposés pour vous entraîner à pratiquer chaque méthode.

Chapitre 4 – Conduire la recherche : travailler avec le terrain

Au cours de ce chapitre, nous aborderons les précautions à prendre, les règles à poser pour ne pas créer de perturbation dans le terrain d'accueil de la recherche et de recueil de données, d'informations ou de matériaux. Aller sur le terrain ou travailler dans un terrain, en tant que chercheur, implique le respect de certains principes déontologiques.
Nous partirons des consignes de votre institut par rapport au terrain pour vous aider à organiser la rencontre avec le terrain et la négociation de la réalisation de la recherche.
Puis il s'agira d'être avec le terrain et de travailler en tant qu'apprenti chercheur : les acteurs du terrain sont donc *des partenaires* dans la recherche, quelle que soit la méthode que vous emploierez. La dernière partie est centrée sur

l'exploitation des données, l'interprétation des résultats et la réorientation de la problématique.

Chapitre 5 – De la construction du produit de la recherche à la soutenance du travail

Votre recherche est presque terminée, il vous faut alors la communiquer par écrit et par oral. Ce chapitre vous apportera quelques principes clés pour :

• passer de vos cahiers de brouillon de recherche (réaliser les fichiers d'écriture et rédiger au fur et à mesure) à un produit écrit qui sera le document que vous présenterez.

• préparer et réussir au mieux votre soutenance.

Quelques conseils avant de commencer votre travail de fin d'études

Cet ouvrage est conçu pour vous guider dans l'élaboration et la régulation d'un travail d'initiation à la recherche. Des conseils sont formulés à chaque phase et des tableaux de régulation de votre démarche sont prévus. Cependant, voici quelques petits conseils avant de commencer.

• Programmez l'ensemble du travail.

• Prévoyez des moments de rédaction. N'attendez pas d'avoir fini le recueil de données pour écrire.

• Ébauchez l'écriture de plusieurs chapitres en même temps. Continuez l'écriture, ne pas l'arrêter si vous n'êtes pas satisfait. Le travail de relecture permet l'amélioration.

• Sachez que l'écriture est difficile pour tout le monde et qu'il peut arriver à tout un chacun de passer plusieurs heures pour n'écrire que quelques lignes, même aux professionnels de l'écriture.

• Notez les idées au moment où elles vous viennent. Peu importe le style, c'est l'idée qui compte dans un premier temps.

• Tenez un journal de bord de la recherche où vous notez succinctement tout ce qui vous vient à l'esprit concernant le déroulé de votre dispositif.

• Rencontrez régulièrement votre accompagnateur, guide, directeur... L'écriture facilite l'échange, mais aussi la coopération au sein du groupe de formation.

• S'il existe des régulations de groupe dans votre institut, votre participation est essentielle. Elle vous donnera accès aux recherches documentaires, au travail de conceptualisation des autres étudiants et à la mutualisation de documents ressources.

1 Les activités incontournables pour définir une question de recherche

Au cours de ce chapitre, nous allons essayer de vous faire passer d'une question que vous vous posez ou d'un phénomène qui vous intéresse à une question de recherche. Sachez tout d'abord que faire de la recherche ne se résume pas à « être en recherche ». En d'autres termes, être en recherche n'est pas faire de la recherche : il ne suffit pas de se poser des questions et de vouloir comprendre ou découvrir quelque chose pour faire de la recherche. Être curieux est une qualité bien sûr utile au professionnel, dont il pense avoir la responsabilité, qui relève de sa « liberté », et qu'il éprouve dans la durée de son vécu. Mais le chercheur, lui, est dans une communauté scientifique, dans un collectif (un laboratoire) ; il doit communiquer et rendre des comptes à cette communauté. Il fabrique des produits, il apprend des procédures spécifiques et il se bat avec le temps dont il manque toujours, contrairement à ce que les gens pensent. Il s'autorise à construire des objets artificiels, des « objets de recherche » dont il doit justifier l'intérêt par rapport au projet scientifique du laboratoire. En somme, la recherche est une pratique pour ceux qui sont « chercheurs de métier », comme les autres pratiques sociales, avec ses règles, ses liens de dépendance, sa hiérarchie mais aussi ses joies. Le goût du risque est sans doute indispensable pour faire de la recherche : oser s'exposer, oser explorer, avancer des idées qu'on soutiendra parce qu'elles permettent de comprendre le monde. C'est une aventure à laquelle vous êtes conviés dans cette initiation à la recherche.

La recherche côtoyée et à laquelle vous allez vous essayer en réalisant votre travail de fin d'études devrait vous donner de la « hauteur de vue », devrait vous permettre de vous distancier par rapport aux routines, aux rôles habituels : la formation par la recherche permet de travailler le double processus de distanciation/implication, la rigueur et l'intelligibilité pour la communauté scientifique. La recherche met en position de sortir des modélisations dominantes qui ont tendance à se faire passer pour vraies, indubitables ; de se poser des questions théoriques à partir de la pratique ; d'étayer son questionnement de professionnel à des références diverses.

Repérer une thématique en lien avec l'exercice professionnel

Vous vous intéressez certainement à différents thèmes en rapport avec l'exercice professionnel d'infirmier. Vous pouvez en lister quelques-uns afin de tester par les exercices qui suivent leur pertinence, leur faisabilité pour vous initier à la recherche. Suivez le déroulement des étapes à partir de l'exemple que nous avons choisi, puis essayez de faire passer vos thèmes par les mêmes étapes.

Nommer et circonscrire un thème d'intérêt professionnel

Le thème de départ est toujours large. Indiquez-le, le plus clairement possible.

• De quoi s'agit-il ? Quelles dimensions professionnelles sont appelées par ce thème (la pratique clinique, l'organisation des soins, la formation...). « La recherche clinique se subdivise elle-même en deux axes. Le premier produit des connaissances sur les comportements de santé des personnes et des groupes ainsi que sur leurs déterminants. Le projet scientifique du second adossé au premier est de développer et valider des interventions de soins infirmiers pourvoyeuses de résultats satisfaisants pour la santé du bénéficiaire. »[1]

• Dans quelle structure de la santé sera étudiée cette thématique ? En gériatrie, en orthopédie... À l'hôpital, à l'école, en exercice libéral, en entreprise... ?

• Quels sont les acteurs concernés (les familles, les patients, les soignants, les associations...) ?

À vous maintenant ! Reprenez un ou plusieurs thèmes qui vous intéressent (**TABL. 2**).

TABLEAU 2 **S'entraîner à préciser un thème de recherche**

THÈMES : DE QUOI S'AGIT-IL ?	QUELLES SONT LES DIMENSIONS PROFESSIONNELLES ?	QUELLE EST LA STRUCTURE DE SANTÉ ?	QUELS SONT LES ACTEURS CONCERNÉS ?
1.			
2.			
3.			

[1] Debout Ch, Eymard C., Rothan-Tondeur M., 2010.

Différencier thématique de recherche et problématique professionnelle

Une thématique de recherche n'est pas une problématique professionnelle...

Prenons un exemple : la chute des personnes âgées hospitalisées.

Dans le cadre de l'exemple retenu, la problématique professionnelle peut être centrée sur l'organisation des soins, les déplacements de la personne âgée, l'aménagement des temps forts de la journée, l'apprentissage de l'utilisation du déambulateur, d'une canne, du fauteuil... en vue d'éviter les chutes, les heurts...Votre réflexion et la prise de décision doivent déboucher sur des actions efficaces, prenant en compte l'organisation du service et la spécificité de la situation de santé de la personne. Nous sommes là en situation de résolution de problèmes, et non de recherche. Ceci peut être, cependant, une occasion de produire de nouvelles pratiques, des stratégies de soins ; l'occasion de prendre conscience de paramètres ou de contraintes nouvelles ou inédites pour vous et l'équipe soignante à ce jour. Ceci est une problématique professionnelle.

Différencier une intention de recherche d'un objectif de soins

Choisir un objet de recherche, ce n'est pas se fixer un objectif de soins... C'est s'orienter vers une question de recherche. La question de recherche est formatée par la méthode de recherche que vous choisissez d'utiliser pour produire des savoirs (*cf.* p. 15-19, et chapitre 3).

L'objectif de soins avec les personnes âgées qui sont en risque de chutes est à différencier de l'intention de recherche. Prenons deux exemples.

EXEMPLE 1

Apprendre à une personne âgée à anticiper sur le besoin d'uriner peut être un objectif de soins. En revanche :

- **identifier les caractéristiques individuelles des personnes âgées qui interfèrent dans cet apprentissage (leur rapport au corps, leur schéma corporel, leur type de loisir, leurs habitudes en hygiène en tant qu'homme ou femme, leur âge, etc.) est une intention de recherche ;**
- **analyser les perceptions de la personne âgée qui font obstacle à l'apprentissage de l'anticipation du besoin d'uriner est aussi une intention de recherche.**

EXEMPLE 2

Repérer les précautions à prendre pour éviter la chute des personnes âgées en mettant en place les actions nécessaires est un objectif de soins. En revanche :

- **identifier les caractéristiques des personnes âgées qui influent sur les stratégies de prise de décision des soignants pour éviter la chute des patients âgés hospitalisés, peut être une intention de recherche ;**
- **identifier les caractéristiques des soignants dans la prévention des chutes (sexe, âge, diplôme...), peut aussi être une intention de recherche.**

L'observation de situations à risques, la mise en place de protocoles... peuvent être des conditions prises en compte dans le dispositif de recherche. Les résultats de la recherche pourront suggérer d'autres gestes et attitudes de soins : mais les deux types d'objectifs (de pratiques de soins et de recherche) et les postures à prendre dans les deux cas ne sont pas interchangeables.

Différencier la posture de chercheur de la posture de soignant

Il ne s'agit pas d'adopter une posture d'expert en soins ou en recherche mais une posture d'apprenti chercheur.

Votre posture professionnelle de soignant n'est pas du même ordre que celle d'apprenti chercheur. Votre relation au terrain, avec les autres professionnels, avec les patients, les outils de recueil et de traitement de l'information, les traces écrites sont différents ; même si les uns peuvent alimenter les autres.

À partir de la même situation professionnelle, aborder la question dans une perspective de recherche implique que les visées prioritaires *ne sont pas* de produire des solutions pour l'action mais de formaliser de nouveaux savoirs, de développer de nouvelles connaissances théoriques. Ensuite, les professionnels pourront s'emparer des résultats de cette recherche pour les réinsérer dans leurs pratiques.

À vous maintenant! Choisissez un ou plusieurs thèmes (TABL. 3). Vous ne pouvez réaliser cet exercice qu'à partir du moment ou vous avez des connaissances suffisantes en méthodologie de la recherche. Reportez-vous à vos cours, notamment en ce qui concerne l'intention du chercheur ou les objectifs de la recherche et/ou au chapitre 3 de cet ouvrage.

S'assurer de la pertinence du thème choisi pour réaliser le travail de fin d'études

Questionner sa valeur pour le corps professionnel (votre sujet est-il socialement vif ?) : le thème que vous envisagez de travailler est-il une préoccupation récente ? Une thématique ancienne réactualisée par le contexte socio-économique ? Est-ce susceptible d'intéresser les infirmiers, les personnels de la santé ? S'intéresser à cette thématique peut-il être source de changement pour les pratiques socio-professionnelles, les pratiques de soins... pour nourrir les pratiques ?

TABLEAU 3 D'un thème à une intention de recherche

Thèmes	Identifiez au moins une problématique professionnelle	Citez des objectifs de soins possibles	Formulez des intentions de recherche possibles
1.			
2.			
3.			

Questionner sa valeur pour soi : « On ne travaille que les questions qui nous travaillent »[1]. Après avoir répondu du point de vue de la profession, ce sont vos propres implications qui sont en jeu (TABL. 4 ET 5).

TABLEAU 4 Mesurer la faisabilité du thème

Thématique directement liée à une expérience en stage			
Le moment	*Les circonstances*	*Les acteurs*	*Ma place*
Analyse de mon ressenti :			
Thématique directement liée à une expérience de mon milieu proche (amical, familial, affectif...) et au milieu de soins			
Le moment	*Les circonstances*	*Les acteurs*	*Ma place*
Analyse de mon ressenti :			
Thématique qui fait écho à une expérience autre, dans mon histoire			
Le moment	*Les circonstances*	*Les acteurs*	*Ma place*
Analyse de mon ressenti :			

Mesure de la faisabilité de mon travail sur ce thème					
....	....	....	....	....	....
1. Je cherche à prendre une revanche	2. Je suis encore ému quand j'y pense	3. Je voudrais que mon expérience serve aux autres	4. C'est une expérience forte qui m'a fait grandir	5. C'est une partie de mon histoire avec laquelle j'ai pris de la distance	6. Je n'ai jamais rencontré une telle situation

[1] Morin E., 1982.

TABLEAU 5 **Régulation de ma démarche de recherche : le choix du thème**

DÉCRIRE PRÉCISÉMENT LA DIFFICULTÉ RENCONTRÉE POUR CHOISIR LE THÈME	PRENDRE UNE RÉSOLUTION ET AGIR	QU'EST DEVENU L'OBSTACLE, LA DIFFICULTÉ RENCONTRÉE ?	RÉPERCUSSIONS SUR MON PROJET	CE QUE J'AI APPRIS EN TANT QUE CHERCHEUR
Évitez les formules du type « je n'y arrive pas »	Exemple de type de résolution : Je reviens à l'étape précédente. Je prends rendez-vous avec mon directeur de mémoire. Je retourne lire. Je vérifie mes prises de note	Exemple : Apparition d'une nouvelle idée. Réduction de la thématique. Déplacement de la thématique vers un sous-thème	Qu'est-ce que je dois faire, revoir, supprimer, développer, inventer... ?	

Cette thématique...

- Est-elle directement liée à une expérience en stage ? La raconter dans le **TABLEAU 4**, en situant le moment, les circonstances, les acteurs impliqués, votre place, en quoi elle vous a affecté... Qu'est-ce que vous en avez retenu ? Quelles répercussions sur votre façon de concevoir la profession, le milieu professionnel ?
- Est-elle liée à une expérience dans le milieu proche (amical, familial, affectif...) et le milieu de soins ? La raconter dans le **TABLEAU 4**, en situant le moment, les circonstances, les acteurs impliqués, votre place, en quoi elle vous a affecté... Qu'est-ce que vous en avez retenu ? Quelles répercussions sur votre façon de concevoir la profession, le milieu professionnel ?
- Fait-elle écho à une expérience autre, dans votre histoire ? La raconter dans le **TABLEAU 4**, en situant le moment, les circonstances, les acteurs impliqués, votre place, en quoi elle vous a affecté... Qu'est-ce que vous en avez retenu ? Quelles répercussions sur votre façon de concevoir la profession, le milieu professionnel ?

Si vous êtes situé dans les *cases 1 ou 2*, reconsidérez le choix de votre thématique, vous n'arriverez pas à finaliser la production demandée pour le TFE, vous risquez l'échec par manque de distanciation. Si vous êtes situés dans les *cases 5 ou 6*, *a priori* votre thématique semble réalisable.

Si vous êtes situé dans les *cases 3 ou 4*, vous prenez des risques en conservant cette thématique. Il serait judicieux de travailler votre implication par rapport au thème afin de vous détacher de cette histoire. L'affectif risque de prendre le pas sur le recul nécessaire pour faire une recherche.

Nommer la question ou l'objet de départ

Du thème de départ aux objets possibles

Pour une même thématique, plusieurs objets de recherche sont envisageables. Il est intéressant de s'entraîner à les repérer afin de mieux circonscrire la recherche. Les apprentis chercheurs ont souvent tendance à vouloir tout traiter d'un thème, d'un phénomène. Cependant, plus votre question de départ ou votre objet sera ample et imprécis, plus le travail de recherche sera difficile à réaliser, la théorisation malaisée à cerner, le dispositif de recherche rude à construire et la recherche prend le risque d'être peu féconde. Vouloir tout traiter d'un phénomène renvoie au désir de maîtrise qui consiste à vouloir tout gérer, tout contrôler. Il est indispensable qu'un chercheur, comme un soignant, travaille contre la transformation du savoir en objet et qu'il abandonne l'idée de savoir tout sur l'être humain, la santé, le soin. L'exercice suivant, dans un premier temps sur un thème qui n'est pas le vôtre, puis sur votre thème, peut vous aider à clarifier et diriger votre entendement et votre raisonnement sur le phénomène. Il s'agit bien de se questionner sur sa tendance à vouloir tout fouiller, tout savoir, et de travailler sa sensibilité aux phénomènes et aux objets. Chaque fois qu'un thème vous intéresse, essayez d'envisager les différents objets de recherche possibles, puis hiérarchisez-les selon votre degré d'intérêt.

EXEMPLE

Sur le thème de la chute des personnes âgées, plusieurs objets de recherche sont possibles.
- ***Objet 1 :*** **les caractéristiques de la prise de décision des soignants qui ont à tenir deux objectifs de soins apparemment contradictoires : préserver le patient des chutes et développer ou maintenir l'autonomie de la personne.**
- ***Objet 2 :*** **la constitution des savoirs d'expérience des infirmiers dans la prise de décision de mise en place de moyens de contention.**
- ***Objet 3 :*** **les difficultés du soignant dans l'injonction de ces deux objectifs, « contraindre pour éviter la chute, et reconnaître et impulser l'autonomie de l'autre ».**

Dans un premier temps, la formulation de l'objet peut ne pas être précise, elle n'est pas opérationnelle. Chercher à toute force à être opérationnel peut vous enfermer dans les problèmes pratiques et gêner votre travail de réflexion. D'autres objets sont possibles.

Exercices pour s'entraîner à formuler des objets possibles de recherche

Dans un premier temps, formulez d'autres objets de recherche, d'autres éléments sur lesquels on peut produire de la connaissance théorique et professionnelle, en ce qui concerne la chute des personnes âgées (**TABL. 6**). Indiquez ensuite votre thème et formulez plusieurs objets de recherche possibles (**TABL. 7**).

FAIRE UN ÉTAT DES LIEUX DES SAVOIRS THÉORIQUES ET PRATIQUES : PASSER DES OBJETS POSSIBLES À L'OBJET CHOISI

L'état des lieux des savoirs sur le phénomène ou l'objet d'étude est une étape incontournable. Imaginez que quelqu'un vous demande de venir écouter les conclusions de ses travaux de recherche pour vous annoncer qu'il a découvert que le soleil dégage de la chaleur, ou encore que la prévention des escarres passe par une mobilisation des personnes. Vous trouveriez cela très incongru. Il en est de même pour votre travail. L'originalité demandée en recherche n'est pas tant dans le choix du thème que dans la façon dont vous allez le travailler et dans la fécon-

TABLEAU 6 **Du thème aux objets de recherche possibles**

THÈMES	OBJETS DE RECHERCHE POSSIBLES
1. Chute des personnes âgées	Autres objets possibles Objet 4 .... Objet 5 ....
2. Indiquez votre thème :	Objet 1 .... Objet 2 .... Objet 3 .... Objet 4 ....

Tableau 7 Régulation de ma démarche de recherche : du thème aux objets de recherche possibles

Date	Décrire la difficulté rencontrée	Prendre une résolution et agir	Qu'est devenu l'obstacle, la difficulté rencontrée ?	Répercussions sur mon projet	Ce que j'ai appris en tant que chercheur

dité de vos résultats. Vous comprenez alors qu'il est impossible et incorrect d'avancer dans un travail de recherche sans avoir consulté et analysé les travaux antérieurs, de même que les textes officiels de référence, voire les écrits professionnels tels que les écrits syndicaux, de réseaux professionnels faisant connaître leurs préoccupations dans le contexte en cours. Il s'agit de faire le point sur l'état des savoirs sur la question, l'objet, le phénomène qui vous intéresse.
Plus votre thème de départ est large et peu précis, plus l'état des lieux des savoirs est étendu. Alors, faire un état des lieux des savoirs à partir d'un thème peut vous aider à sélectionner un objet de recherche. En effet, vous pouvez soit centrer votre recherche sur un élément, un objet qui ne vous semble pas avoir encore été traité, soit l'aborder, l'appréhender d'une façon différente. Comment vous y prendre ?

Identifier les études et/ou les recherches concernant l'objet

Il s'agit de réaliser une revue critique de la littérature scientifique et professionnelle sur la question ou l'objet qui vous intéresse.

Lister (sur internet à l'aide de moteurs de recherche ou en bibliothèque) les études et/ou les recherches sur ce thème et l'objet de recherche

Reprenons l'exemple du thème « La chute des personnes âgées hospitalisées ». Il peut s'agir d'études ou de travaux de recherches sur :
- **les chutes des personnes hospitalisées ;**
- **les chutes des personnes âgées ;**
- **les chutes des personnes âgées hospitalisées.**

Suivant l'objet (1, 2 ou 3), exemple page 6, vous pouvez considérer aussi les études et recherches concernant :
- **la prise de décision ;**
- **la constitution des savoirs d'expérience ;**
- **l'autonomie de la personne âgée ;**
- **la contrainte des ordres dans le soin.**

Réaliser une analyse critique de chacune des sources

Dans un premier temps, identifiez :
- la thématique ;
- l'année de publication ;
- le champ disciplinaire d'étude ;
- les concepts clés ;
- l'approche théorique privilégiée ;
- les objectifs ;
- la méthode d'enquête ou de recherche utilisée ;
- la population ;
- les outils et techniques de recueil et de traitement des données
- les principaux résultats ;
- les éléments de discussion (intérêts et limites des résultats pour l'auteur).

Puis, discutez :
- *de la nature des concepts convoqués :* sont-ils pertinents à la thématique ? En convoquerait-on d'autres aujourd'hui ?
- *de l'approche théorique privilégiée :* est-elle pertinente ? Précise ? Suffisante pour définir le thème ?
- *de la méthode utilisée :* est-elle clairement identifiable ? Pertinente aux objectifs annoncés ? À la posture de l'auteur ?
- *de la population :* son choix est-il pertinent à la thématique ? Aux objectifs ? Au mode d'échantillonnage annoncé ?
- *des outils ou des techniques de recueil et de traitement des données :* sont-ils pertinents à la méthode ? À la population ? Aux objectifs ? Sont-ils utilisés avec rigueur ?
- *des principaux résultats :* sont-ils féconds ? Corroborent-ils les résultats d'autres sources ? Sont-ils en désac-

cord avec d'autres sources ? Qu'apportent-ils de nouveau ?

Caractériser la source bibliographique

Il peut s'agir de :
- revue professionnelle ;
- revue spécialisée ;
- revue scientifique ;
- littérature grise (mémoire en IFSI, mémoire d'autres instituts de formation paramédicaux, mémoire en IFCS, mémoire d'autres écoles professionnelles, mémoire universitaire...) ;
- sources francophone, anglophone... ;
- source internet.

Confronter les études et les recherches entre elles

Confrontation des sources retenues dans la revue de la littérature :
- du point de vue des finalités énoncées dans la problématique, par exemple :
  - améliorer le fonctionnement de...
  - identifier les obstacles résistants à l'éducation du patient,
  - identifier les marquages culturels d'un groupe...
  - reconsidérer le poids de l'histoire et de l'imaginaire véhiculé sur les pratiques de...
  - remettre à l'épreuve les pratiques d'analyse des besoins,
  - autre ;
- du point de vue des champs théoriques utilisés ;
- du point de vue de la méthode, des techniques et outils ;
- du point de vue de la population considérée ;
- du point de vue des principaux résultats.

Pour vous aider dans le relevé de cet état des savoirs théoriques, vous pouvez construire un tableau comparatif qui reprenne ces rubriques (TABL. 8), que vous renseignerez au fur et à mesure de vos lectures et qui vous permettra de ne pas perdre les informations scientifiques de vos lectures (auteur, année, éditeur, etc.)

Attention, il est important de conserver « qui a dit quoi et où », jusqu'au numéro de la page dans laquelle vous empruntez une citation à l'auteur ! Les informations que vous rencontrerez dans vos lectures ne permettent

TABLEAU 8 **État de mes lectures**

Liste des sources bibliographiques	Source bibliographique (acteur, année, éditeur)	Thème, objet traité	Méthode utilisée	Population	Approche théorique privilégiée	Champ disciplinaire d'étude	Principaux résultats	Question, dimension qui m'intéresse et qui n'est pas abordée
1								
2								

pas toujours de renseigner toutes les rubriques de la grille. En même temps que vous renseignez ce tableau, vous pouvez relever une citation, un extrait, un passage de l'auteur qui vous semble résumer l'idée principale, à conserver dans le dossier référence. Par exemple : « La recherche scientifique œuvre pour la compréhension et/ou l'explication des phénomènes en produisant des connaissances » (Eymard C., 2003, p. 4). Immédiatement, vous reportez dans votre fichier Bibliographie la référence complète de l'ouvrage (avec son titre, le lieu d'édition et la maison d'édition). Vous pourrez en dégager un élément ou une réorientation possible de votre objet ou question de départ **(TABL. 9)**.

Faire un état des lieux des savoirs dans la pratique

Il s'agit alors d'aller à la rencontre du terrain des pratiques dans lequel vous souhaitez étudier l'objet pour recueillir des données sur les savoirs d'action des praticiens, les savoirs locaux d'usage par rapport à l'objet d'étude, d'explorer le phénomène dans les pratiques. Pour cela, vous devrez mener une enquête « exploratoire » ou « pré-enquête ».

L'enquête exploratoire sert à générer des questions de recherches. Elle peut partir d'une intuition méthodologique que l'on cherche à étayer et dont on ne sait pas à l'avance si elle donnera quelque chose, si elle nécessitera de réorienter le tracé de la recherche. Il s'agit « d'examiner un ensemble de données afin de découvrir quelles relations peuvent y être observées, quelles structures peuvent y être construites ». [1]

Le choix du type de pré-enquête, ainsi que son contenu, sont fortement dépendants de l'état des lieux des savoirs théoriques sur le phénomène étudié. Vous ne pourrez donc l'envisager et construire ses outils qu'après avoir réalisé l'état des lieux des savoirs théoriques.

TABLEAU 9 **Régulation de ma démarche de recherche : état des lieux de mes lectures**

DATE	DÉCRIRE LA DIFFICULTÉ RENCONTRÉE	PRENDRE UNE RÉSOLUTION ET AGIR	QU'EST DEVENU L'OBSTACLE, LA DIFFICULTÉ RENCONTRÉE ?	RÉPERCUSSIONS SUR MON PROJET	CE QUE J'AI APPRIS EN TANT QUE CHERCHEUR
	Exemple : Je ne vois pas l'intérêt de cette lecture pour ma recherche. Il y a des termes, des concepts que je ne connais pas	Exemple : Rencontrer le directeur de mémoire. Rechercher de l'information sur ce concept			

1 Van der Maren.

Selon l'ampleur de la recherche, l'enquête exploratoire a plusieurs fonctions.

• *Faire l'état des lieux des pratiques sur une question où il n'y a pas de recension actualisée ;* mesurer l'écart entre ce que la littérature professionnelle dit et ce que disent les professionnels de leurs pratiques.

• *Faire l'état des lieux des pratiques sur une question où il n'y a pas littérature professionnelle :* les pratiques émergeantes (par exemple, l'éducation thérapeutique, l'évaluation des pratiques professionnelles, l'accompagnement...). Les pratiques ont été inventées avant que la notion ou le concept ne soit travaillé.

• *Confronter l'état des lieux de la littérature à l'état des lieux des pratiques d'un terrain particulier :* d'une part, les théories se développent, évoluant « de leur côté » ; d'autre part, les professionnels font l'épreuve des limites des bonnes pratiques. Il vous faut évaluer ce qu'il en est du milieu professionnel étudié par rapport à l'avancement de la recherche sur leurs pratiques. Soit la recherche est inconnue, soit elle est transformée, appropriée, adaptée aux diverses réalités du terrain, soit elle est plaquée dans le discours, mais pas mise en actes (elle est devenue une doxa).

• *Identifier les réalités qu'a l'objet de recherche pour les professionnels de terrain :* il peut arriver que l'objet ne soit pas identifié par eux ; auquel cas, épistémologiquement, le chercheur peut être conduit à privilégier une méthode de recherche et à travailler avec des variables provoquées.

• *S'apercevoir qu'il manque des concepts dans la matrice théorique :* décider de l'étayer par de nouveaux concepts.

L'enquête exploratoire doit être impérativement réalisée chaque fois qu'un des éléments ci-dessous est présent :
• ancienneté des recherches ou études (décalées par rapport au contexte socio-économique actuel) ;
• peu ou pas d'études réalisées à ce jour ;
• études insuffisamment ciblées ;
• études trop larges par rapport à l'objet ;
• contradiction forte dans les résultats des études ;
• nouveauté absolue de l'objet de recherche.

Elle vous permettra aussi :
• de préciser l'objet de la recherche ;
• d'évaluer l'intérêt socioprofessionnel de la recherche ;
• de vous distancier de vos *a priori*, de vos certitudes de sens commun, de vos croyances sur l'objet ;
• de fournir des premiers matériaux empiriques en l'absence d'autres études.

Cette enquête exploratoire doit être menée de manière rigoureuse et méthodique, comme le dispositif de terrain où elle prendra sa place. Elle emprunte ses techniques et outils de recueil de données aux méthodes de recherche. Les techniques et outils de recueil de données que vous pouvez utiliser sont : l'observation, l'entretien ou le questionnaire [1]. Le traitement des données relève principalement de l'analyse de contenu et/ou des statistiques descriptives [2]. C'est donc une étape formalisée et pour laquelle il faut rendre compte des moyens qu'on s'est donnés pour la conduire.

---

[1] Vous pouvez vous référer à un ouvrage sur la construction des outils de recueil des données : Eymard C., 2003, p. 109-156 ; Blanchet A., Giglione R., Massonnat J., Trognon A., 1987 ; Blanchet A., 1998 ; De Singly F., 1992 ; Bardin L., 2003.

[2] Vous pouvez vous référer à différents ouvrages sur le traitement qualitatif et quantitatif des données : Eymard C., 2003, p. 109-156 ; Rosenthal C., Fémontier-Murphy C., 2001 ; Huberman A. M., Miles M. B., 1991.

Le statut des données de l'enquête exploratoire

L'enquête exploratoire ne produit pas de résultats de recherche au sens courant du terme. Sont produites des décisions pour la suite : formulation d'hypothèses de départ, étayage de la matrice théorique, nouvelle orientation théorique, orientation méthodologique. Au cours de cette enquête exploratoire, des dimensions déterminantes de l'objet peuvent apparaître. Les éléments recueillis contribuent à l'arbitrage de la faisabilité du dispositif de recherche (conditions internes ou externes au chercheur, contexte institutionnel...). Certaines données, certains phénomènes peuvent révéler une impossibilité du chercheur à privilégier un type de méthode, utiliser un type de dispositif de recherche ou des outils et techniques de recueil de données (impossibilité matérielle, inexpérience du chercheur dans ce domaine...). Toute prise de décision doit être argumentée : ce ne sont pas les données en elles-mêmes qui sont un argument, elles provoquent la décision à prendre (**TABL. 10**).

Voici les réponses aux questions qui nous sont les plus fréquemment posées quant au choix du terrain ou de la population.

• *Le terrain de l'enquête exploratoire et/ou la population peuvent-ils être les mêmes que pour le dispositif de recherche ?*

Bien évidemment... mais ce n'est pas obligatoire ! Il ne peut y avoir de réponse tranchée, selon que le lieu de la recherche est identique ou non, le processus de recherche n'est pas le même. Par exemple, lorsque l'enquête exploratoire se déroule en un même lieu, avec les mêmes personnes, il faut considérer, dans le processus de recherche, les effets de familiarisation, d'apprentissage de ces personnes. Ce sera inclu dans le processus de production des résultats (c'est un cas de figure particulièrement

TABLEAU 10 **Régulation de ma démarche de recherche : l'enquête exploratoire**

DATE	DÉCRIRE LA DIFFICULTÉ RENCONTRÉE	PRENDRE UNE RÉSOLUTION ET AGIR	QU'EST DEVENU L'OBSTACLE, LA DIFFICULTÉ RENCONTRÉE ?	RÉPERCUSSIONS SUR MON PROJET	CE QUE J'AI APPRIS EN TANT QUE CHERCHEUR
	Exemple : Je ne suis pas certain de devoir faire une enquête exploratoire. Je ne sais pas quelle est l'actualité des connaissances sur la question. Je ne sais pas quelle technique choisir	Faire appel à un spécialiste du thème		Qu'est-ce que je dois refaire, revoir, supprimer, développer, inventer... ?	

pertinent et intéressant avec les méthodes de l'*ethnos*). En revanche, si vous souhaitez isoler un phénomène le plus possible des « bruits environnants », il est souhaitable à ce moment-là soit de dissocier les lieux et/ou les personnes de l'enquête exploratoire du dispositif de recherche, soit d'élargir à d'autres lieux (aller voir ailleurs). Il est toujours intéressant de changer de terrain, afin de se décentrer, de pouvoir discuter des éléments de contexte des résultats.

• *Les données peuvent-elles être réutilisées dans le dispositif de recherche ?*

Oui, mais en les situant dans un continuum, ce sont des données initiales, elles n'auront pas le même statut, elles sont dans une histoire. Il est toujours intéressant, en phase de discussion des résultats de la recherche, de confronter les résultats à l'ensemble de la problématisation, dont fait partie l'enquête exploratoire.

• *Lorsque l'on choisit des entretiens, des questionnaires, des observations, combien en faut-il ?*

Tout d'abord, cela dépend de l'intention du chercheur ; s'agit-il de quantifier un phénomène ou de s'essayer à un type d'entretien ou d'étayer le cadre conceptuel à partir d'une question inaugurale ? Lorsqu'il s'agit de quantifier un phénomène, peuvent être utilisés les entretiens (directifs, semi-directifs, entretien d'explicitation de l'action,... tous les autres types d'entretien), les questionnaires, les observations, l'échantillon doit être représentatif de la population théorique. S'il s'agit de s'essayer ou d'étayer le cadre conceptuel, il faudra fonctionner selon le principe de saturation du phénomène. C'est-à-dire que l'on ne peut déterminer à l'avance le nombre d'entretiens : on arrête les entretiens lorsqu'il n'y a plus de nouvelles idées qui apparaissent. Ce qui exige de savoir reconnaître la même idée sous une forme différente. D'où la nécessité d'avoir une matrice théorique provisoire, préliminaire... pour pouvoir reconnaître les thématiques, les catégories... Tous les outils et techniques d'enquête peuvent être utilisés (entretien, observation, questionnaire) et ne prédisent en rien ce qu'il en sera de l'outil de recherche retenu lors du dispositif de recherche pour produire des connaissances.

• *Dans quel chapitre du mémoire l'enquête exploratoire doit-elle apparaître ?*

Ceci renvoie au travail de réécriture de la recherche. Ce n'est pas forcément une partie, un chapitre ou un paragraphe, elle peut ne pas apparaître dans le corps du texte et être placée en annexe. Elle peut servir à construire le cadre théorique, à étayer la problématique de terrain... Une chose est de savoir la fonction qu'elle remplit dans le processus de la recherche, une autre est de savoir la fonction qu'elle a dans le texte final, le compte-rendu de la recherche. [1]

Choisir une méthode de recherche

De l'intention du chercheur au choix de la méthode

Le choix d'une méthode de recherche est délicat. Il peut être déterminé et imposé par l'Institut de formation. Il paraît important de redire qu'il

[1] Lorsque l'enquête exploratoire porte sur des données importantes, vastes et se veut exhaustive, elle peut s'autonomiser et constituer une recherche de type « descriptive » ou « exploratoire ».

n'existe pas de « bonne » ou de « mauvaise » méthode de recherche. Nous sommes actuellement sortis de l'impérialisme expérimental et peu de chercheurs oseraient aujourd'hui prétendre qu'il n'existe qu'une seule manière de construire des savoirs sur les phénomènes humains, dans les pratiques sociales, en sciences humaines. Chaque méthode de recherche possède à la fois de l'intérêt et des limites pour son objet d'étude. C'est l'intention du chercheur qui oriente le choix de la méthode.

• *La méthode expérimentale* produit une ou plusieurs explications généralisables des phénomènes par des savoirs objectivés (qui peuvent cependant être remis en cause ultérieurement). Pour ce faire, elle s'appuie sur les résultats du test d'une « hypothèse* théorique ». L'hypothèse met en relation de cause à effet une ou plusieurs variables* indépendantes et une ou plusieurs variables dépendantes. Cette méthode facilite la mise à jour d'invariants et la généralisation.

• *La méthode différentielle* étudie la variabilité des comportements des sujets vivant le même phénomène. Elle est centrée sur ce qui différencie les sujets en tenant compte de facteurs intrinsèques ou extrinsèques. Elle propose, à partir de la recherche de corrélations* entre des variables individuelles, de repérer des catégories de fonctionnement des sujets.

• *La méthode clinique* produit des savoirs sur un phénomène à partir du récit des sujets [1]. Le chercheur en méthode clinique s'intéresse à la parole du sujet social qu'il rencontre et écoute dans son expérience, ici de la santé. Il peut se proposer de construire ou de découvrir des éléments d'élaboration d'un cas clinique [2] à partir d'un travail d'interprétation du récit singulier du sujet se racontant et ayant la possibilité, notamment dans l'entretien clinique, de communiquer sa vision du monde, sa vérité. Ou bien il peut se proposer de repérer, en situation, les savoirs et les compétences plus ou moins conscients pour le sujet [3]. Il s'agit pour le chercheur de rendre intelligible les réponses aux sollicitations sociales favorisées ou autorisées dans une situation précise, ici en rapport avec la santé. Ces configurations que le sujet construit se donnent à voir par exemple sous la forme de préjugés, de croyances, d'idéologies, de conceptions, d'imaginaires exprimant la *souffrance* [4] psychique des sujets, mais aussi de savoirs en actes élaborés en situation. Ces modes d'appréhension de la réalité par le sujet se donnent à lire dans des fictions, des conflits, des tensions, des contradictions inhérentes à la fabrication du lien social qui se fait et se défait dans l'histoire individuelle et collective.

• Le chercheur qui utilise une *méthode de l'ethnos* s'intéresse aux groupes sociaux et à leur sentiment d'appartenance à une communauté (professionnelle, ici autour d'une pathologie, d'un handicap ou d'un risque de santé). Il étudie les codes, les rituels, les procé-

---

[1] Il est essentiel de différencier méthode clinique et recherche clinique. La recherche clinique est l'ensemble des recherches qui se réalisent « au pied du lit », au chevet ou auprès du bénéficiaire de soins, malade ou non. Ces recherches ont recours à différentes méthodes de recherche : méthodes expérimentale, clinique, différentielle, ainsi que les méthodes ethnographique ou ethnologique. La recherche clinique n'est pas en soi une méthode.

[2] C'est la clinique des cas.

[3] C'est la clinique des situations.

[4] Ne pas confondre la souffrance et la douleur. Souffrir est l'expression consacrée pour exprimer l'effort au quotidien fait par tous les sujets pour avancer, vivre parmi les autres et avec eux-mêmes.

dures, les habitus d'un groupe social identifié considéré comme une tribu par rapport à un phénomène étudié. Le chercheur se propose de repérer et de rendre compte des systèmes de marquages identitaires conscients ou non que les membres de la tribu émettent. Sans *a priori*, il accueille et recueille des traces de leur façon d'organiser le monde et travaille à leur interprétation, à la fois quand il vit avec la tribu qui l'intéresse et au dehors.

• *Une autre méthode existe : la méthode historique*, où le chercheur souhaite comprendre et expliquer certains faits ou phénomènes à partir de leurs traces historiques. Il définit une ou plusieurs périodes de l'histoire qui constituent le contexte historique de l'observation du fait ou du phénomène étudié. Mais comme dans l'enquête que nous avons réalisée sur les pratiques des Instituts de formation en soins infirmiers, en ce qui concerne la commande faite aux étudiants pour leur travail de fin d'études, cette méthode n'a pas ou peu été citée [1], nous ne développerons pas ici cette méthode.

Quelle que soit la méthode de recherche utilisée, le chercheur ne peut prétendre saisir la totalité de ce qu'il étudie, d'autant plus quand il s'agit d'êtres humains que l'éthique ne permet pas de réduire à l'état d'objets aux contours nettement délimités, aux frontières fixes. Il est nécessaire d'assumer d'avoir à travailler avec un point de vue particulier, qui ne permet de regarder qu'une partie de la réalité. Chaque méthode « invente » son objet de recherche, et le traite ensuite comme un tout, alors qu'il ne s'agit que d'un *fragment*. L'objet de recherche (dans les sciences humaines) n'existe pas en tant que substance. En somme, il faut au chercheur faire le deuil de la totalité : ce qu'il dira ne sera valable que dans l'enceinte de sa méthode, à partir de la conception de l'être humain et des théories convoquées.

Le travail du chercheur commence bien avant d'avoir un sujet de recherche : il est tenu de se préparer à ce qui peut advenir, à s'attendre à être surpris par ses partenaires. Les imprévus ne sont terrifiants que dans la mesure où on a rêvé que dans une relation, ils pourraient ne pas survenir. Le chercheur n'est pas maître du jeu, il ne va pas dans le terrain pour mettre en pratique un *pré-texte* raisonné qui aurait tout prévu. L'essentiel est de se préparer au terrain, *de s'attendre à être pris au dépourvu*, de ne jamais savoir quand ni comment, mais de le savoir. En somme, ne pas vouloir lever tous les obstacles, mais assumer les aléas de la relation humaine – et la démarche de recherche est une relation humaine.

Pour la même raison de l'inaliénable de la condition d'être humain, il faut au chercheur des précautions, une déontologie de la recherche dont les principes se déclinent à partir du *respect de l'autre* qu'il étudie ou avec qui il travaille. Le terrain oblige le chercheur à faire un travail de *distanciation/implication** : il s'agit de faire le deuil de la relation « authentique ou amicale » parce que le chercheur n'est pas là « par hasard », il vient travailler à quelque chose, il a ses buts, ses intérêts et puis parce que chercheur et gens de terrain *sont tenus* d'avoir une histoire ensemble pour que la recherche soit faite. La difficulté

[1] Nous invitons les personnes qui sont intéressées par cette méthode à se reporter à l'ouvrage de C. Eymard dans *Initiation à la recherche en soins et santé*, 2003.

est de savoir *régler* cette relation, cette histoire, cette rencontre. Les principes de chaque méthode de recherche donnent au chercheur des repères qu'il doit actualiser à chaque situation précise. On ne se tient pas de la même manière selon la méthode choisie. Dans le meilleur des cas, les gens de terrain veulent nous aider. Ils se sentent responsables du processus de la recherche. Ce n'est pas plus facile pour le chercheur, il n'économisera pas pour autant un questionnement éthique et méthodologique.

Influence de la méthode de recherche sur la problématisation de l'objet

L'intention du chercheur se traduit dans la façon dont il problématise l'objet. Ce n'est donc pas la thématique qui indique la méthode qui peut être utilisée, mais l'objet de recherche problématisé. En effet, selon la formulation de votre problématique, une méthode ou une autre est appelée. Prenons un exemple.

Si le thème est « l'évaluation des états émotionnels de l'adulte hospitalisé », plusieurs problématiques de recherche sont possibles. En voici quelques-unes :

- **P1 : utilisation des échelles d'autoévaluation pour les facteurs non biomécaniques ;**
- **P2 : exploration des types d'état émotionnel chez les adultes ;**
- **P3 : influence de la forme des échelles sur le résultat de l'autoévaluation ;**
- **P4 : prise en compte des états émotionnels dans l'accompagnement du patient au bloc ;**
- **P5 : usage des échelles selon la culture du patient.**

Certaines de ces problématiques semblent déjà formaliser les attendus de la recherche, et du coup restreindre le choix de la méthode. Reprenons...

P1 : utilisation des échelles d'autoévaluation pour les facteurs non biomécaniques

Cette problématique telle qu'elle est formulée n'indique pas plus une méthode qu'une autre. Là, il devient alors possible d'envisager les différentes méthodes disponibles selon l'intention du chercheur.

- L'intention est-elle de démontrer que certaines échelles sont plus performantes que d'autres ? S'agit-il de montrer le lien de causalité entre l'utilisation des échelles et une forme d'échelle particulière ? Ou bien s'agit-il de montrer que l'utilisation de certaines échelles dépend de l'ancienneté de l'infirmier dans le service ? *La méthode expérimentale est alors indiquée.*
- L'intention du chercheur est-elle de définir des corrélations entre des caractéristiques des patients auto-évaluant leur état émotionnel et les caractéristiques des différentes échelles ? Ou alors de définir des corrélations* entre l'utilisation des échelles et le contexte dans lequel se trouve le patient : à domicile, les jours qui précèdent l'intervention, en service d'hospitalisation, en salle d'accueil, au bloc opératoire ? *La méthode indiquée est alors la méthode différentielle.*
- L'intention du chercheur est-elle d'identifier comment se construit la prise de décision du sujet qui utilise l'échelle d'autoévaluation sur le temps de l'hospitalisation ? À partir de quelles images, reliées à quelles scènes vécues par ce sujet, dans les hospitalisations précédentes par exemple ? *La méthode clinique est possible.*
- L'intention du chercheur est-elle de décrire les habitudes, les pratiques ri-

tualisées des grands brûlés par rapport à l'utilisation régulière de ces échelles ? La façon qu'ils ont de dire qu'ils appartiennent à un groupe particulier qui a des règles particulières ? *Une méthode de l'ethnos est alors indiquée.*

P2 : exploration des types d'état émotionnel chez les adultes hospitalisés

La méthode de recherche la plus judicieuse est la méthode clinique. Cependant la méthode différentielle est possible si vous orientez la recherche sur la catégorisation des états émotionnels lors de l'autoévaluation des patients.

P3 : influence de la forme des échelles sur le résultat de l'autoévaluation des patients adultes hospitalisés

La formulation de cette problématique pose un rapport d'influence, de causalité entre la forme des échelles et les états émotionnels. La forme des échelles peut être considérée comme une variable indépendante (VI) agissant sur l'autoévaluation des états, qui prend alors le statut de variable dépendante (VD). La méthode sous-jacente à utiliser est donc la méthode expérimentale. Si l'intention du chercheur n'est pas de mettre à l'épreuve l'hypothèse de causalité entre VD et VI mais plutôt d'identifier les liens possibles entre certaines caractéristiques du sujet, certaines formes de l'échelle et les résultats de l'autoévaluation, alors la méthode indiquée est la méthode différentielle **(TABL. 11 À 13)**.

FORMULER UNE PROBLÉMATIQUE DE RECHERCHE

Même si la notion de problématique contient le mot problème, ni une problématique, ni un problème d'ailleurs, pas plus qu'un projet, ne partent obligatoirement d'un constat de dysfonctionnement. Un constat de dysfonctionnement se régularise, se traite pour trouver une solution. Une problématique ne se traite pas, elle se travaille. Elle se développe dans la mise en tension des éléments qui la constituent. Une problématisation n'est pas une résolution de problème. Retenez bien la différence : un problème appelle un travail de résolution, et une interrogation appelle une réponse. Une problématique n'est donc pas directement une interrogation à laquelle on pourrait répondre – et encore moins par oui ou par non – mais une *mise en problème d'un phénomène* d'un objet, ou d'une question pour laquelle il n'existe pas *a priori* de réponse.

Problématiser ne consiste pas non plus à donner son opinion sur la chose. « On ne peut rien fonder sur l'opinion : il faut d'abord la détruire. Elle est le premier obstacle à surmonter [...]. L'esprit scientifique nous interdit d'avoir une opinion sur des questions que nous ne comprenons pas, sur des questions que nous ne savons pas formuler clairement. Avant tout, il faut savoir poser des problèmes. Et quoi qu'on dise, dans la vie scientifique les problèmes ne se posent pas d'eux-mêmes. »[1]

Problématiser se fonde sur la revue de la littérature. Les termes de la problématique doivent être en lien direct

[1] Bachelard G., 1938, 6e tirage 1996, p. 14.

TABLEAU 11 **Choisir la méthode pertinente à la problématique**

	Intention du chercheur *a priori*			
	Méthode expérimentale	Méthode différentielle	Méthode clinique	Méthode de l'*ethnos*
P1 : l'utilisation des échelles d'autoévaluation pour apprécier l'état d'anxiété des patients adultes hospitalisés	Démontrer un lien de causalité entre une forme d'échelle et le résultat de l'autoévaluation et généraliser ce lien à la population parente	Définir des corrélations entre des caractéristiques du sujet et la forme des échelles Définir les corrélations entre des caractéristiques du sujet, de l'hospitalisation et des outils	Identifier comment se construit la préférence du sujet pour une forme d'échelle ou une autre, selon comment il vit la situation (quelle symbolique il investit sur l'outil)	Décrire les habitudes, les rituels, par exemple des patients adultes hospitalisés par rapport à l'utilisation régulière de ces échelles Étudier en quoi ils ont le sentiment d'appartenir à un groupe particulier
P2 : modélisation des types d'état émotionnel chez les adultes hospitalisés	Non pertinente	Pertinente en orientant vers la catégorisation des états émotionnels lors de l'autoévaluation des patients	Pertinente : identifier un cas clinique à partir des types émotionnels et des types d'autoévaluation. Exemples : le « perfectionniste stressé » dans le bilan ; l'« ingénieux joyeux » dans la confrontation avec les soignants… Ou identifier des types de situations et les savoirs mis en jeu par les sujets pour assumer d'avoir à autoévaluer	Pertinente à partir du moment où c'est le chercheur qui modélise en fonction de l'observation des rituels, des habitus ou des marquages du groupe de patients
P3 : influence de la forme des échelles de mesure de l'état d'anxiété des patients adultes hospitalisés sur le résultat de l'autoévaluation	Poser un rapport d'influence, de causalité entre la forme des échelles et les états émotionnels	Identifier les liens possibles entre certaines caractéristiques du sujet, certaines formes de l'échelle et les résultats de l'autoévaluation	Non pertinente	Non pertinente

Exercices pour s'entraîner

Consigne : reformuler la problématique pour qu'elle soit pertinente à la méthode.

TABLEAU 12 **S'entraîner à choisir une méthode pertinente à la problématique**

Problématique	Intention du chercheur *a priori*			
	Méthode expérimentale	Méthode différentielle	Méthode clinique	Méthode de l'*ethnos*
P4 : la prise en compte par les soignants des états émotionnels dans l'accompagnement du patient au bloc				
P5 : l'usage des échelles selon la culture du patient				
P6 : votre problématique :				

TABLEAU 13 **Régulation de ma démarche de recherche : le choix de la méthode de recherche**

DATE	DÉCRIRE LA DIFFICULTÉ RENCONTRÉE	PRENDRE UNE RÉSOLUTION ET AGIR	QU'EST DEVENU L'OBSTACLE, LA DIFFICULTÉ RENCONTRÉE ?	RÉPERCUSSIONS SUR MON PROJET	CE QUE J'AI APPRIS EN TANT QUE CHERCHEUR
	Exemple : J'hésite entre deux méthodes de recherche. J'ai l'impression que la formulation de ma problématique m'oriente vers une méthode que je ne veux pas choisir	Lire un chapitre du livre correspondant	J'ai transformé ma problématique ; J'ai changé d'objet	Je change de méthode, d'objet	

avec ce que les communautés scientifique et professionnelle savent déjà sur le thème travaillé. Plusieurs problématiques se dégagent. Il s'agit alors de choisir la problématique que l'on veut travailler parce qu'elle résonne en moi, parce qu'elle m'interpelle, qu'elle réactive des situations que j'ai vécues (pas forcément négative d'ailleurs), mais surtout qui contribue à construire le Soi professionnel et non pas le Moi personnel.

Problématiser consiste alors à construire *un espace de problème professionnel et scientifique* sans chercher pour autant à le résoudre. Il s'agit non pas de trouver une solution, mais des *avancées* dans le problème.

Une problématique permet de travailler un questionnement, de le rendre intelligible, c'est-à-dire de faire avancer les questions que l'on se pose, non pas vers la certitude d'une réponse : une solution qui ferait disparaître le problème, mais pour les reformuler et les étayer, les comprendre autrement. Alors, les « réponses » ne sont plus une clôture du problème, mais une mise en perspective d'éléments d'intelligibilité des situations, une proposition provisoire de significations qu'on appelle « résultats ». On comprend alors l'intérêt de chercher, pour avancer la réflexion sur l'objet. La problématisation passe par l'organisation, le questionnement, la dialectisation, la théorisation des éléments qui entrent en jeu dans le phénomène étudié, ainsi que leur contextualisation.

Caractéristiques d'une problématique de recherche

Il faut considérer cinq points particuliers.

- Une problématique de recherche ne se réduit pas à une phrase interrogative à laquelle il faudrait répondre strictement par « oui » ou « non ». Prenons un exemple : la question « La qualité de la relation soignant-soigné a-t-elle un impact sur le nombre de chutes des personnes âgées hospitalisées ? » ne peut pas constituer une problématique de recherche. Une telle question risque aussi de vous cantonner à un constat qui a souvent été traité par ailleurs et dont on connaît la réponse.
- Une problématique de recherche n'est pas la quête d'une solution ultime et efficace centrée uniquement sur les moyens et les outils. Par exemple : comment diminuer les chutes des personnes âgées hospitalisées ? Cette question ne peut pas constituer une problématique de recherche, c'est une interrogation pour une étude.
- Une problématique pertinente pour un travail de recherche doit être reliée à une question socialement vive pour la profession et pour la communauté scientifique. Rappelez-vous : ce qui caractérise le travail du chercheur est la production d'éléments de régulation théorique. La recherche en soins infirmiers produit des éléments de régulation théorique sur les savoirs et sur les activités utiles au soin et à la santé.
- Une problématique propose, argumente, défend une idée, une suggestion, une manière de considérer le phénomène, l'événement qui peut contribuer à une autre approche et déboucher, avec de nouvelles connaissances sur de nouvelles pratiques.
- Une problématique se construit avec du « racontable » et de l'« observable » ; la chose doit pouvoir être « définie », caractérisée. Prenons un exemple.

« S'INTÉRESSER AU CLIMAT DANS LA RELATION DE SOIN »

• Qu'est-ce que cela désigne ? Les paramètres climatologiques (hydrométrie...), le niveau de sudation, d'énervement, d'harmonie ?...
• Qu'est-ce qui peut être repéré pour qualifier quel type de climat ? Cela n'est ni racontable ni caractérisable.
Ce serait autre chose de s'intéresser aux stratégies de coopération et de négociation du soin entre le patient et l'infirmier. Là, peuvent être repérés : le type d'information donné par l'infirmier, la qualité de la communication engagée, le rejet ou la prise en compte de l'avis contraire de chacun...

Problématique de recherche et légitimité du chercheur

Un objet de recherche qui ne serait plus socialement vif aujourd'hui concernerait une pratique ou une technique archaïque (par exemple l'usage des siphons à lavement...) et serait sans intérêt. De même, il ne semblerait *pas pertinent, ni légitime* qu'un infirmier traite :
• d'une question de recherche sur les prescriptions de pompe à insuline des patients diabétiques, parce que les prescriptions relèvent de la science médicale ;
• de la question des techniques de manipulation chez les personnes atteintes de tendinite, parce que ces techniques relèvent de la compétence d'un masseur-kinésithérapeuthe.
Bien que tous ces objets s'inscrivent dans le champ de la santé ils sont hors du champ de la recherche en soins infirmiers. Tout le monde ne peut pas s'autoriser à parler de tout, dans tous les champs, à propos de tout un chacun.

Questionner le degré de faisabilité de la problématique choisie

Ce que vous vous proposez d'étudier doit être accessible et réalisable dans le temps qui vous est imparti. Par exemple, il semble qu'il vous serait difficile de mener une recherche comparée sur les moyens de contention des personnes âgées pour éviter les chutes, dans les différents pays européens. En revanche, à l'échelle d'une région, d'un département, d'une ville, d'un quartier, ceci peut être réalisable dans le temps des études, en fonction des choix pédagogiques de l'institut dans lequel vous êtes en formation.

Les chercheurs de métier, également, n'ont jamais assez de temps. On a le temps qu'on se donne. Le temps ne se maîtrise pas, il s'organise. Sachant que le temps n'est pas un argument recevable pour refuser l'emploi d'une méthode de recherche, ce qui vous est indiqué ici est l'importance de la planification de votre travail. Se préoccuper de la faisabilité de la recherche, c'est anticiper sur les difficultés qu'on pourrait rencontrer sur le terrain, accorder sa propre disponibilité à celle des partenaires de la recherche. Cette disponibilité des uns et des autres se négocie. Ce n'est pas votre seule disponibilité qui peut être déterminante pour planifier votre dispositif de recherche. Par exemple, s'intéresser aux personnes âgées en fin de vie ne signifie pas qu'il faille attendre qu'elles se trouvent au seuil ultime pour que la recherche puisse exister ! Une telle recherche est faisable si on ne pense pas qu'il faut être là au dernier moment. La recherche peut être entreprise avec la tranche de population qui est chronologiquement la plus proche de la période qui vous intéresse.

De la même manière, vos stages sont des temps privilégiés pour la recherche. Sachez négocier vos objectifs de stage, en fonction des objectifs de votre recherche (TABL. 14).

Se donner un système de références conceptuel et théorique

Ce qui est attendu de vous :
• travailler les concepts : les mettre en réseau, les situer les uns par rapport aux autres, éventuellement dans plu-

Tableau 14 **Régulation de ma démarche de recherche : la formulation d'une problématique de recherche**

Date	Décrire la difficulté rencontrée	Prendre une résolution et agir	Qu'est devenu l'obstacle, la difficulté rencontrée ?	Répercussions sur mon projet	Ce que j'ai appris en tant que chercheur
	Je ne sais pas expliciter ce qui est observable dans ce qui m'intéresse. Il existe des réponses à la question que je me pose	Rencontrer mon directeur de mémoire. Retourner à l'état des lieux de la recherche		Qu'est-ce que je dois refaire, revoir, supprimer, développer, inventer... ?	

sieurs champs, à l'aide d'éléments théoriques pour poser des liens entre eux... en fonction de l'état des savoirs disponibles à ce jour ;

• faire des liens entre les références : attention, il n'y a pas que des liens de cohérence, mais il y a aussi des liens d'opposition, de contradiction, de complémentarité ! Il ne s'agit pas de juxtaposer une pratique et une théorie, ou deux théories, ni de plaquer une cohérence à tout prix entre deux éléments de votre problématique de terrain, ni de produire une fiche de lecture, ni de juxtaposer des avis d'auteurs différents, et encore moins de faire un résumé des cours reçus.

Construire un cadre théorique, ce n'est pas définir... c'est travailler les mots

Des repères pour agir

Votre but est de théoriser, de conceptualiser, de vous forger des concepts*, des repères dans les pratiques et dans les textes des autres. Conceptualiser à partir d'une pratique, d'une expérience, d'une idée, d'une notion, de n'importe quel type de savoir, c'est se donner des repères pour agir. Tout acteur conceptualise. Il ne faut pas confondre conceptualiser et abstraire. Le processus de conceptualisation est un travail qui passe par la nominalisation, l'élaboration, la formalisation, la modélisation. Mais ce n'est pas poser l'essentiel, ce n'est pas donner *l'épure,* cette élimination du particulier pour arriver au général, comme dans l'abstraction. Au contraire, la conceptualisation entraîne l'identification de *caractéristiques* liées aux conditions, soit matérielles, soit d'appartenance à une famille de pensées. Qu'une conception ne soit pas concrète ne signifie pas que c'est une abstraction, une conceptualisation est à la fois générale et relative.

Il ne s'agit surtout pas de recopier les définitions du dictionnaire : ces explications sont pour l'usage de la langue, elles définissent les mots les uns par rapport aux autres. Les définitions ne peuvent entrer telles quelles directement dans une pratique, une problématique d'éducation, de soins... car elles sont décontextualisées alors que les recherches ici sont toujours contextualisées. Les concepts sont à situer par rapport à leur ancrage disciplinaire, par rapport aux théories, par rapport aux modèles, aux courants d'idées, par rapport aux époques, par rapport aux auteurs clés qui les emploient... Ils sont situés et datés. Vous travaillerez donc les mots non pas pour faire un simple lexique mais pour faire comprendre vos conceptions. Une conception est ancrée dans une pratique, à l'inverse d'une définition.

En recherche, il n'y a pas de synonyme : les mots ne sont pas neutres ou universels... S'il existe deux mots pour désigner quelque chose, c'est qu'il y a deux sens. Soyez plus attentif aux différences qu'aux ressemblances, il en va de la rigueur dans la structuration de votre pensée. Un mot n'a jamais un seul sens, il est toujours porteur de plusieurs significations. Ces significations évoluent dans le temps.

Un mot naît dans un champ (par exemple l'armée, la santé...) ou dans une discipline : le droit, l'art, la psychologie, la biologie... où il évolue.

Il ne faut pas confondre le sens ordinaire d'un mot avec le sens théorisé. Le sens commun de l'homme de la rue, le sens d'un mot dans un corps professionnel (où des significations sont partagées au point de devenir des évidences, ce qu'on appelle « une doxa »), ne doit pas être confondu avec le sens qui nous intéresse ici. Il s'agit pour vous de caractériser les mots employés, au fil de votre texte, de faire comprendre la signification que *vous* retenez. En fait, le mot devient de plus en plus précis. Par exemple, il en va ainsi pour le mot « soin ». Au sens ordinaire chacun emploie ce mot pour des choses diverses : soigner sa voiture, soigner ses plantes, soigner le chien, soigner sa tenue, soigner ses enfants, soigner ses relations... Au sens professionnel, par exemple, Walter Hesbeen [1] différencie le « prendre soin » du « donner soin ». D'un point de vue théorique, on différencie le soin au sens de *cure* : traiter, du soin au sens de *care* : accompagner.

Le travail qui consiste à partir de l'étymologie, en mettant en relief les acceptions successives du mot selon les champs dans lesquels il est ou a été utilisé pour faire comprendre les significations du mot aujourd'hui, est le travail *d'analyse sémantique* (étude de l'évolution des significations d'un mot). Bien sûr, il est nécessaire et indispensable de ne pas se contenter du dictionnaire usuel mais d'avoir recours à un dictionnaire étymologique et de visiter l'encyclopédie universelle. Mais attention, ce travail d'analyse sémantique ne consiste pas là non plus à recopier toutes les définitions mais bien à construire une logique entre les significations. Cette analyse sémantique n'est pas systématiquement à faire : elle peut être utile pour des termes peu clairs, dont l'usage fréquent use les significations, tels que *problème, évaluation, projet, gestion, management...*

En règle générale, citer le dictionnaire n'est pas en soi un travail sur les références, ce n'est qu'une source possible.

Mécanismes les plus fréquents

Il faut être attentif à plusieurs mécanismes dont les plus fréquents sont l'emprunt, le glissement de sens, l'élargissement de sens ou la spécialisation de sens.

• *L'emprunt* : il peut être géographique ou d'un champ à l'autre. Par exemple, le mot « management » qui semble à tous aujourd'hui une importation des États-Unis est en fait construit à partir d'un mot emprunté au vieux français « manéger » qui signifiait « dresser le cheval dans le manège, mettre à sa main » et qui est proche de « faire le ménage : mettre en ordre ». Le mot « intervention » qui semble être à tous aujourd'hui un mot de l'art de la guerre (« intervention armée ») est en fait emprunté au champ juridique où il signifie : « venir, participer à un procès en cours et influer sur son déroulement »). Le mot « réseau », employé actuellement dans le champ de la santé a été emprunté à la discipline des sciences de la communication (« les réseaux de télécommunication », « la toile Web ») qui elle-même l'avait emprunté à la biologie (le « réseau neuronal »), comme une image pratique pour décrire le fonctionnement du cerveau, à partir du sens très ancien et sociologique de « réseau d'influence ».

• *Le glissement* : lorsque deux mots sont voisins ou lorsque deux significations sont proches, on dira qu'il y a glissement chaque fois que l'un ou l'une prend le sens de l'autre. Cela peut aller jusqu'à la disparition d'un des mots. Par exemple, à propos de « méthode » et de « méthodologie ». Le sens de méthode a glissé sur celui de métho-

[1] Hesbeen W., 1997.

dologie. Le terme « méthodologie » est ainsi souvent utilisé de façon impropre à la place du mot méthode. Comme l'indique la construction du mot, la méthodologie est « le discours sur la – ou les – méthode(s) » alors que la méthode, dans son étymologie (*méta hodos*), désigne « le chemin, la démarche, la voie empruntée ou à trouver pour avancer, sortir de »... La méthode est alors une quête et non pas une orientation préalable à suivre. C'est à partir du choix de la méthode qu'il y aura une route à suivre et un discours sur cette voie prise : une méthodologie.

• *L'élargissement de sens ou la spécialisation de sens :* de même, la méthode est souvent réduite à l'utilisation de techniques ou d'outils comme le questionnaire ou l'observation. Inversement, il peut se trouver des auteurs qui élargissent le terme « technique » en l'utilisant à la place du mot méthode. Parler du questionnaire ou de l'entretien en général, en laissant croire qu'il s'agit d'une méthode est une illustration du rétrécissement du mot « méthode » à une technique.

• *Le pléonasme :* vouloir spécifier un nom par un adjectif (ou un complément du nom) alors que le sens porté par cet adjectif est déjà contenu dans le nom. C'est le cas pour l'expression « accompagnement éducatif » : l'idée même d'accompagner implique une intention relevant de la maturation de l'accompagné, donc de la relation éducative. L'adjectif signale une sous-catégorie, vérifier qu'il ne s'agit pas d'une caractéristique de la catégorie elle-même. En revanche, l'accompagnement scolaire spécifie bien une pratique en désignant l'institution où elle se fait, ce qui suppose que, dans le scolaire, on n'accompagne pas comme ailleurs, ce qui reste alors à démontrer... Et sinon, fuir les pléonasmes, toujours se demander à quoi servent les adjectifs (ou les compléments de noms) collés à un concept. Travailler les mots, c'est être attentif à l'usage qu'en font, d'une part, les professionnels et, d'autre part, les auteurs que vous allez citer dans le cours de votre travail afin de ne pas coller des significations qui ne vont pas ensemble.

Construire un cadre théorique, c'est identifier les champs de référence

Dans le libellé de votre problématique il y a des mots clés, des concepts* à identifier.

EXEMPLE 1

Influence de la forme des échelles sur les résultats de l'autoévaluation de l'état d'anxiété chez les patients adultes hospitalisés. Deux mots clés : *échelle* ; *autoévaluation.*

Ce qui est commun à ces deux mots est le concept d'*évaluation*. Les échelles dont il est question ici sont les échelles de mesure, ce qui renvoie au corpus de textes produits sur la docimologie (l'étude de la fabrication des notes). Les études sur la fabrication des outils de mesure se sont d'abord développées en psychologie, d'où l'intérêt de choisir ses références parce qu'alors le concept d'évaluation n'a pas le même sens en psychologie et en éducation[1]. Il vous faudra choisir dans quelle discipline seront ancrées, empruntées vos références. Le concept d'*évaluation* ne va pas de soi. C'est le travail de vos références qui va vous permettre de construire les significa-

[1] Vial M., 1997.

tions que vous retiendrez pour ce concept-là.

EXEMPLE 2

Pour une modélisation des états émotionnels chez les adultes hospitalisés.

Mots clés : *état émotionnel ; modélisation* ; *sujet adulte hospitalisé.*

• *État émotionnel :* cherchez du côté des sciences infirmières, de la psychologie, de la psychiatrie, pour préciser ce que vous entendez par « état émotionnel ».

• *Modélisation :* vous pouvez vous référer soit aux sciences de la gestion, soit aux sciences cognitives, à la psychologie sociale. Vous aurez à travailler les mots : schématiser, formaliser, schèmes, patterns, modèles, structures.

• *Sujet adulte hospitalisé :* quel est votre modèle du sujet adulte ? Du sujet hospitalisé ? De l'adulte hospitalisé ? Vous aurez à distinguer le sujet de l'individu, de la personne, du malade ; le patient du client, l'usager du bénéficiaire des soins... Vous pouvez vous appuyer sur les modèles diffusés en sciences infirmières [1, 2].

Vous devez identifier le point de vue des auteurs cités et *ne pas confondre un état et une dynamique :* être attentif au débat, à quoi se pose, s'oppose... ce que défend l'auteur, par rapport à sa propre lignée de références, quelles tensions...pour savoir qu'en faire.

Se repérer dans le théorique

La référence à du théorique est un critère incontournable pour fonder la scientificité du travail de recherche. C'est un travail qui aide à la distanciation vis-à-vis de ses pratiques et des observations sur le terrain. Tout d'abord, il est intéressant de différencier dans le théorique, les « théories », des « théorisations ». La théorie est un nombre restreint de concepts reliés entre eux par des liens stables. Elle vise la généralisation. Les théories sont peu nombreuses, notamment en sciences infirmières. Référez-vous aux modèles conceptuels en soins infirmiers. En sciences humaines vous pouvez vous référer aux modèles et théories des sciences de l'éducation si votre sujet s'inscrit dans ce champ (les théories de l'apprentissage, les modèles de l'évaluation....), en psychologie sociale, vous pouvez référer à la théorie des représentations sociales [3], la théorie de l'engagement [4], la théorie du comportementalisme : le behaviorisme [5]...).

Les théorisations, ces ensembles organisés de savoirs formalisés, si elles paraissent « abstraites », ont pourtant été élaborées *à partir d'observations* de terrain, conduites avec méthode et rigueur pour en déduire des principes pour agir (par exemple, l'idée de paradigme [6], de modes de pensée [7], de compétence...).

Ni les théorisations, ni les théories ne sont concrètes, selon le reproche habi-

[1] Parse R.-M., 1981.

[2] Watson J., 1988.

[3] Abric J.C., 1987.

[4] Kiesler, cité par Beauvois J. L. et Joule R. V., 1981.

[5] Skinner B. F., 1979.

[6] Kuhn T., 1972 ; Ardoino J., 2000 ; Vial M., 2001.

[7] Bruner J., 2000 ; Gruzinski S., 1999 ; Kérouac S., Pein J., Ducharme F., Duquette A., Major F., 1994.

tuel qui peut leur être fait. C'est bien parce que le théorique est un discours construit à partir d'un certain regard sur les pratiques, selon une démarche rigoureuse, avec des outils de prise de distance, de façon à pouvoir obtenir des informations fiables. De même, on a longtemps opposé les théories et les pratiques, les unes « abstraites » et les autres « concrètes » ; c'est aujourd'hui un faux débat. La théorie n'est pas le contraire de la pratique ! Il y a de la théorie dans la pratique. Il serait plus judicieux de parler de ce qui nous apparaît *étranger* par rapport à ce qui nous est *familier*. Le théorique nous est, au premier abord, étranger, parce qu'il est exprimé dans un langage qui n'est pas le langage ordinaire, parce que justement il s'agit d'un langage qui n'exprime pas ce que perçoivent nos sens mais qui exprime une manière de concevoir, de formuler et de formaliser le sensible. En cela, le théorique formalise des idées, des concepts, voire des lois provisoires ou des savoirs, jusqu'à ce qu'une autre recherche les régule, les fasse évoluer.

Le théorique s'obtient en conceptualisant, en fabriquant des concepts* et/ou en combinant les concepts des autres. La conceptualisation est toujours, pour le sujet agissant, *un système de repérage* temporaire, soumis aux variations de la pratique. Le travail de théorisation pour le TFE engage aussi à faire ce passage du sensible au conceptuel ; de se dégager du sensible et des cas particuliers pour en formaliser les lignes de force, les traits principaux, les différentes réalités possibles, les principes. Toute formation – depuis la prime enfance – concourt à cet apprentissage de la conceptualisation. Conceptualiser pour agir, n'est pas abstraire l'essence, ni computer, c'est rationaliser et symboliser *pour s'orienter dans/pour l'action :* c'est se construire un ensemble de repères temporaires (les concepts) pour être dans la praxis avec un projet. Conceptualiser désigne un travail inachevable du sujet, pour la connaissance, pour l'intelligible de son action. Construisant un concept, le sujet *se* construit en lien avec l'action. Ainsi, pour appréhender le concept de temps, nous avons d'abord appréhendé les notions de rythme, de durée, de chronologie... autant d'indicateurs, autant d'actualisations, de « concrétisations » de ce concept, cette idée abstraite : le temps.

Dans le travail de problématisation théorique, il est question de convoquer, d'emprunter les théories et les théorisations existantes et pertinentes pour parler, étudier, considérer une situation de terrain. C'est faire le choix, non pas seulement des auteurs de référence avec lesquels on va parler autrement, dans la langue des concepts, mais c'est aussi choisir un point de vue qui marquera la manière de considérer les sujets de la recherche, les phénomènes auxquels on s'intéresse... Dans cette phase du travail, il s'agit de se donner un « cadre » théorique, un système de références. Ce qui suppose d'apprendre à se servir de ces références : c'est valable pour la recherche mais également pour les pratiques de soins. Un professionnel est celui qui sait faire évoluer ses systèmes de références et sait en rendre compte, qui sait formaliser ses pratiques. De même, le chercheur dispose du théorique pour se mettre à distance des réalités observées, pour argumenter le point de vue d'où il parle, et pour rendre compte de ses interprétations.

Outre les théories et les théorisations, les chercheurs ont développé des modèles : modèles en soins infirmiers, modèle du développement de l'intelligence [1], de la communication [2], du fonctionnement psychique [3], du deuil [4], des soins [5]... La distinction entre théories et modèles tient essentiellement à leur degré d'abstraction et donc à leur force opérationnelle. Une théorie ne s'applique pas, elle permet de lire les pratiques, de les nourrir : elle stimule l'imaginaire et la transformation des pratiques, tandis qu'un modèle permet de tenir dans la pratique, de se repérer au fur et à mesure qu'on agit. Un modèle évoque davantage une démarche d'actions possibles, un peu comme un patron, un gabarit, pour réaliser une maquette, un vêtement. La modélisation permet le repérage et l'autoguidage dans l'action. Modéliser, c'est la faculté de se donner des modèles, des principes pour agir ou de donner aux autres des scénarios d'action. Le modèle permet de construire des dispositifs. C'est le dispositif général où ne sont gardés que les principes d'action. Un modèle offre une organisation de principes, de *formes* à utiliser. Les modèles sont en lien, soit avec des théories, soit avec des théorisations, à partir desquels ils sont construits, décrits.

Par exemple, les modèles en soins infirmiers proposent des manières différentes de penser la santé, le soin, la relation au patient, l'organisation des soins... Ces modèles s'inscrivent dans des théories de différentes. Par exemple le modèle de Virginia Henderson (1960, 1966, 1991) s'appuie sur la théorie des besoins de l'Homme d'Abraham Maslow ; le modèle de M. Leininger (1988), ainsi que celui de J. Watson (1979, 1998) sont fondés par la théorie du *care* ; Leininger développera le concept de *caring* transculturel. Le modèle d'I. King (1997, 2001) fait référence à la théorie des systèmes et à la théorie de la modélisation. Son modèle est influencé par H. Péplau et M. Rogers. Le modèle de Callista Roy (1970) est étayé par les théories de l'adaptation et du développement. Dans une autre discipline, le modèle du développement de l'intelligence de Piaget expose et propose une certaine organisation dans le développement des interactions entre la pensée (« l'abstrait », la conceptualisation) et les expériences sensibles que l'homme fait dans son milieu. Le modèle que développe Piaget est construit, marqué par ses théories scientifiques de référence situées dans la biologie et la philosophie de Kant... La manière dont il exprime les stades du développement est davantage pratique que les concepts issus directement des théories : « un modèle propose une façon utile d'aborder la réalité, alors que la théorie structure les connaissances acquises sur cette réalité » [6].

Les théories et les modèles ont été construits dans une période historique, une époque, qui correspond à un mode de pensée du monde, lequel s'inscrit dans un contexte social, politique, économique, scientifique et pratique.

Interrogez-vous sur le statut des connaissances que vous empruntez aux auteurs. Tout discours général (et qui peut paraître séduisant et convaincant) n'est pas forcément une

---

1 *Cf.* l'œuvre de Piaget.

2 Watzlawick P., 1994.

3 *Cf.* l'œuvre de Freud.

4 Kubler-Ross E., 1988, 1989.

5 Henderson V., 1955, cité par Colliere, SMF, 1994 ; Watson J., 1988, cité par Kerouac S., 1994.

6 Sauvé L., Legendre R., 1994, p. 28.

théorie, ni une théorisation, ni un modèle ; ce peut être une idéologie, c'est-à-dire un ensemble d'idées reposant uniquement sur des convictions et se présentant comme évidentes, convaincantes. N'employez pas l'expression « modèle théorique » qui amalgame deux niveaux de lecture, deux niveaux de langage différents ; de même que la formule « modèle conceptuel », inutile en sciences humaines où n'existent pas de modèles au sens de « maquette en réduction d'un objet existant dans la nature » : nos objets ne sont pas des substances réelles. Ce sont des pratiques sociales. Nous avons tous « des modèles dans la tête » [1], des conceptions de ce qu'est soigner, éduquer, apprendre, accompagner, écouter,... Sur quels modèles, quelles théories ou sur quelles théorisations du sujet, de la maladie, de la santé, des soins... reposent ces représentations ? Pour identifier ses systèmes de références, la seule introspection ne suffit pas... cela s'apprend, se forme... Se professionnaliser *avec* et *par* la recherche, c'est effectuer cet apprentissage, c'est apprendre à questionner les fondements scientifiques de ses pratiques « spontanées », habituelles, implicites, ordinaires, profanes... qui deviennent alors une *praxis :* une pratique où se déploie un projet. C'est se construire une culture professionnelle et travailler ses distanciations par des médiations théorisées.

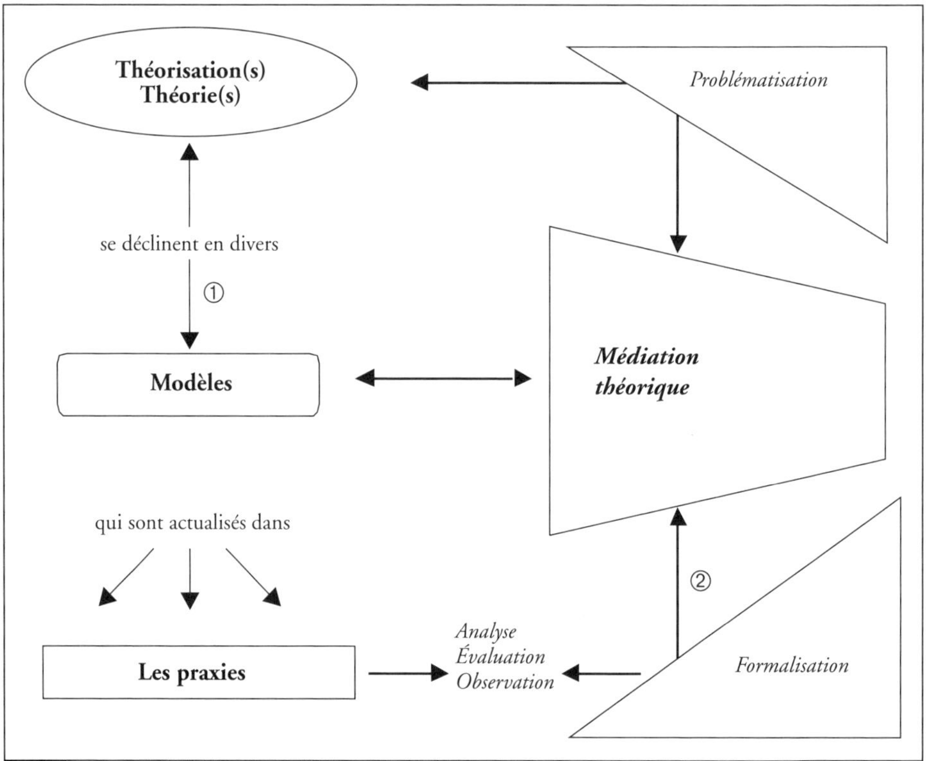

Fig. 2 Problématiser : deux voies possibles

[1] Genthon M., 1997.

La voie ① indique cette *fonction articulatoire* du modèle dans le travail de la recherche : passage de systèmes conceptuels puissants pour l'objectivation [1] des observations et des pratiques, jusqu'à leur actualisation dans les pratiques ; le modèle fait fonction de guide pour agir.

Selon la voie ②, les pratiques sont l'objet d'observation, d'évaluation, d'analyse, de façon à ne plus parler seulement « du dedans » des pratiques mais « sur les pratiques ». Le discours construit sur ces pratiques est raisonné, formalisé, avec les concepts, les matrices théoriques que le chercheur – ou le professionnel – emprunte. La problématisation des pratiques [2] est une première décentration, une objectivation pour les relier aux différents systèmes de références en jeu. La médiation théorisée contribue à cette distanciation et à l'élaboration d'un autre discours sur le réel perçu.

Dans les deux cas, ce qui est indispensable pour la recherche c'est le travail théorique que convoque le chercheur pour rendre intelligible le monde des pratiques. Le passage incontournable est ce travail théorique, comme voie directe et/ou médiée.

Apprendre par et avec la recherche, c'est faire l'expérience des médiations théorisées nécessaires au développement et à l'évolution des compétences et des connaissances scientifiques. C'est apprendre à questionner les activités sociales à l'aide d'un système de références et à en communiquer les conditions et la démarche, ainsi que les conclusions à réinvestir pour de nouvelles actions – qu'elles soient actions de recherche ou de réinvestissements sur le terrain.

Construire un cadre théorique, c'est problématiser les idées

N'oubliez pas que problématiser, c'est tenir ensemble des idées qui ne vont pas ensemble *naturellement* : c'est ce que l'on appelle communément « poser une problématique théorique ».

Deux termes simplement opposés ne permettent pas la problématisation, parce qu'un troisième terme les articulant n'est pas possible, seul un terme les mélangeant s'impose : entre noir et blanc, le gris est de l'ordre du mélange, du compromis comme réponse au problème du choix entre blanc et noir : il ne problématise pas. On ne s'attache pas à poser strictement deux objets symétriques mais on s'attache au *lien de contradiction* : on fait une proposition qui prend ensemble deux éléments dans un rapport constructif, *car ils ne vont pas ensemble*, d'habitude. Ce rapport de contradiction est un troisième terme qui peut être pratique, théorique, existant, imaginé... Ce lien peut être posé entre deux objets théoriques, deux points de vue ou deux concepts...

---

1 Et non l'objectivité « pure » !

2 Élaborer, formuler une problématique (de soins, de recherche...) c'est faire un travail de problématisation qui ne se confond pas avec une stratégie de construction de problèmes (Gerard, 1994).

EXEMPLE 1

Les difficultés du soignant dans l'injonction de ces deux objectifs : « contraindre pour éviter la chute et développer l'autonomie de l'autre ».

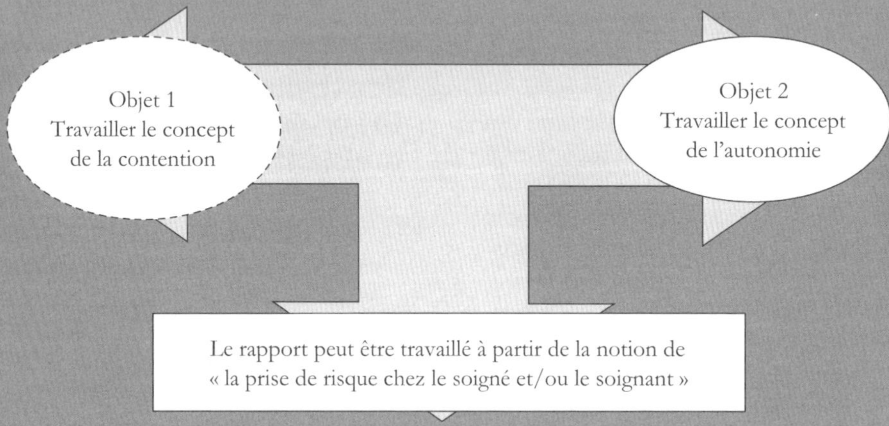

Une des propositions de recherche possible est : « la manière dont l'infirmier aborde la prise de risque permettra à la fois de contenir et d'autonomiser ».
La recherche doit énoncer alors explicitement la ou les manières possibles d'aborder cette prise de risque d'un point de vue théorique et non pas d'un point de vue pratique, c'est-à-dire « au nom de quoi », « en référence à quel modèle, conception, théorie ». Cette problématique est formulée dans la langue de la ou des théories[1] convoquées.

Dans le deuxième exemple, trois problématiques entent en interaction.

[1] Le mot « théorie » est employé tout au long de l'ouvrage pour le théorique : théorie, théorisation, modèles.

EXEMPLE 2

Utilisation par le patient adulte hospitalisé des échelles de mesure pour évaluer son état d'anxiété. Dans ce cas-là, plusieurs problématiques pertinentes sont à travailler.

Première problématique sur l'anxiété :

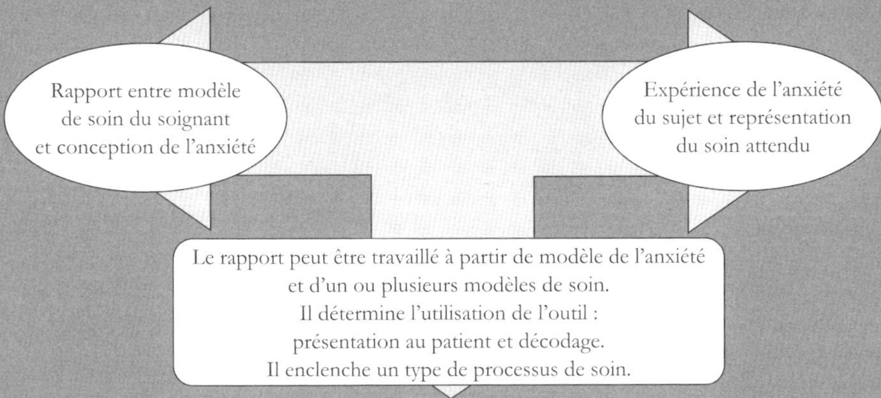

Deuxième problématique sur l'évaluation :

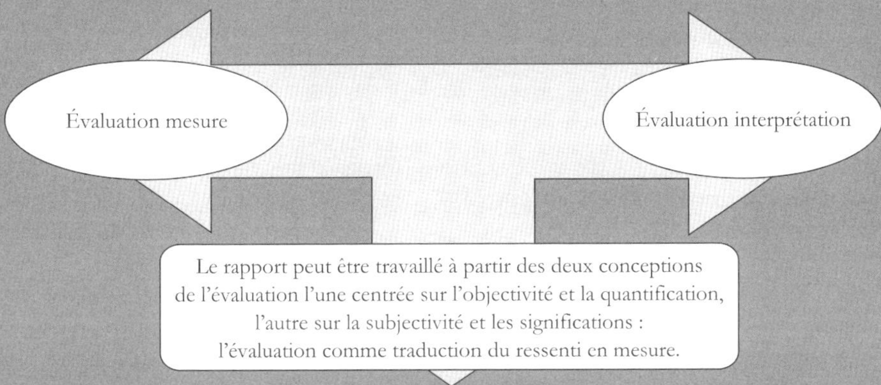

Troisième problématique : mise en tension des deux précédentes :

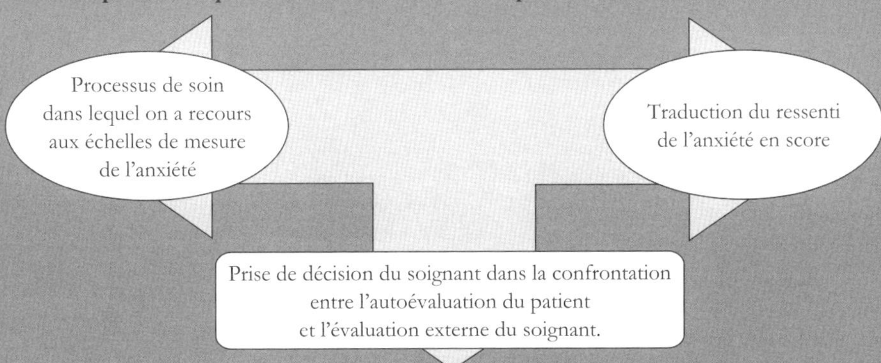

Une des propositions de recherche possible peut être : l'explicitation par le patient de l'imaginaire attribué aux formes des échelles de mesure.

EXEMPLE 3

Modélisation des types d'état émotionnel chez les adultes hospitalisés.

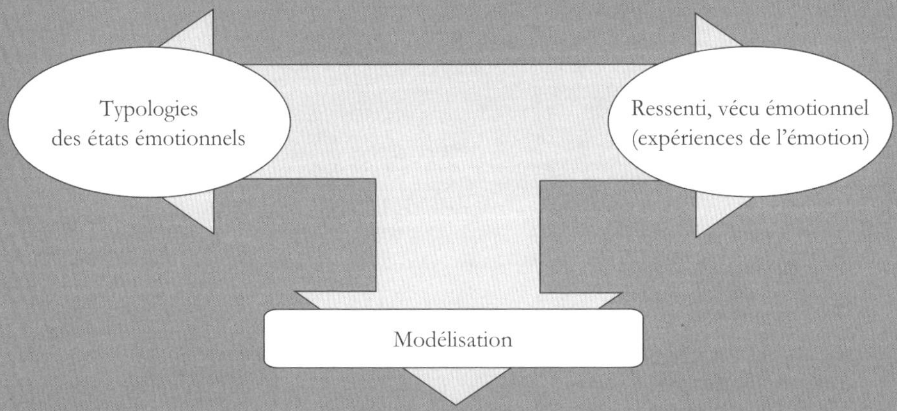

Une des propositions de recherche possible peut être la mise à jour de plusieurs modèles liés aux rituels du groupe de patients pour exprimer leurs états émotionnels dans différentes pathologies.

En conclusion, se donner un cadre conceptuel et théorique de référence (TABL. 15), utiliser la pensée d'auteur sert :

- à construire l'objet de la recherche ;
- à poser la problématique ;
- à orienter le choix de la méthode ;
- à libeller la question de recherche ;
- à déterminer le terrain et les rapports aux acteurs du terrain ;
- à interpréter les résultats.

TABLEAU 15 **Régulation de ma démarche de recherche : du cadre conceptuel et théorique à la problématique de recherche**

DATE	DÉCRIRE LA DIFFICULTÉ RENCONTRÉE	PRENDRE UNE RÉSOLUTION ET AGIR	QU'EST DEVENU L'OBSTACLE, LA DIFFICULTÉ RENCONTRÉE ?	RÉPERCUSSIONS SUR MON PROJET	CE QUE J'AI APPRIS EN TANT QUE CHERCHEUR
	Exemple : Je confonds, je ne sais pas la différence entre deux contraires et deux mots opposés. Je n'ai qu'un terme à ma problématique. J'ai l'impression de perdre de vue mon objet de recherche			Recentrer mon projet de recherche. Accepter de ne pas tout traiter	

2

Écrire le travail de fin d'études : différencier la démarche et le produit

L'ensemble de l'écriture d'un travail de recherche ne se fait jamais une fois que la recherche est terminée et que les résultats sont traités. L'écriture commence dès que le chercheur s'intéresse à un phénomène. Il écrit par thématique et non de façon linéaire.

Au départ, prenez en note des mots-clés, des « concepts » franchement reliés entre eux, ou des petits schémas, puis commencez par des « dossiers d'écriture » issus de découvertes et de références bibliographiques, de textes personnels, de questionnements globaux ou plus centrés. Ainsi, vous pourrez repérer et regrouper des champs de questions, créer et développer une articulation et une mise en balance personnelles des concepts. Écrivez les questions que vous vous posez en mettant en lumière les assemblages qui ont été faits avant vous, et ceux que vous initiez là.

Une écriture n'est jamais linéaire. Ouvrez plusieurs fichiers, plusieurs dossiers et écrivez au fil de l'envie. L'écriture s'organise en plusieurs étapes successives et plusieurs dossiers d'écriture centrés sur des points particuliers (choix du thème, état des lieux des savoirs, enquête exploratoire, cadre conceptuel, discussion du choix de la méthode, journal de la recherche...). Écrivez tout ce qui vous semble utile d'abord, et puis dans un second temps vous vous poserez la question de savoir si ce n'est pas trop long, ce qu'il faut couper et jeter, ce qui doit être déplacé, ce qu'il faut résumer pour que les grandes parties soient à peu près de la même longueur. Ce travail de réécriture demande du temps : n'oubliez pas de le prévoir dans votre calendrier.

L'écriture est autant un outil pour le lecteur que pour le chercheur. À ce stade de votre travail de fin d'études, l'écriture participe à la clarification de vos intentions, de vos idées et conduit très souvent à préciser votre pensée et à réduire l'objet de recherche. Il s'agit, dans un premier temps, de concevoir votre écriture comme transitoire. Vous écrivez pour vous autant que pour les autres. Il s'agit de différencier la démarche et le produit. Vous écrivez pour travailler aussi bien la démarche que le produit. Vous ne reprendrez pas tout ce que vous avez écrit tel que vous l'aurez écrit d'abord, mais tout ce que vous allez écrire d'emblée et tout au long du travail de recherche servira votre recherche.

L'écriture vous sert à la fois à déborder et à clarifier vos idées. Elle est un rassembleur des idées de la pensée. Écrivez à l'envi, étoffez « ce qui n'a l'air de rien », car c'est peut-être ce qui pourra étayer votre réflexion prochaine, laquelle aura été construite, c'est-à-dire montée, en quelque sorte, pierre à pierre. En choisissant les thèmes théoriques et les situations que vous cherchez à approfondir sur le terrain et à concentrer dans votre texte de recherche, vous appréhendez déjà la « démarche de recherche » : dans quelle situation et au travers de quel dispositif rendre intelligible mon travail, et son produit : à travers quoi aurai-je nourri et réfléchi mon objet pour créer du nouveau en soins infirmiers ?

SE FAIRE ACCOMPAGNER DANS LE TRAVAIL DE RECHERCHE

Votre but est d'aménager la forme pour favoriser le travail du lecteur. Vous n'êtes pas seul pour construire le travail de fin d'études. Sachez solliciter votre directeur de mémoire.

Celui que vous devez côtoyer, c'est votre directeur, guidant, accompagnateur... de mémoire. Il est votre personne-ressource qui a pour mission de vous permettre de tracer vous-même votre chemin. Il n'est pas un guide qui passerait devant et qui aplanirait toutes vos difficultés. Il ne choisit pas à votre place. C'est vous qui devez savoir ce que vous voulez exposer. Il vous parlera de l'intelligibilité du phénomène ou de l'événement que vous voulez travailler, et de la rigueur dont vous devrez user pour le focaliser. À vous de créer une cohérence au sein de votre propos. Il vous permet d'exprimer le plus clairement possible, pour quelqu'un d'autre que vous, une difficulté, une alternative. Et souvent, rien qu'en lui présentant votre « problème », la « solution » vous apparaîtra. Aussi, n'allez pas le voir pour un oui ou un non, préparez votre rencontre avec lui, arrivez à chaque fois avec un bilan de ce que vous avez fait et formulez les questions que vous vous posez. Il n'a pas forcément la réponse, parce que la plupart des choix ne dépendent que de vous. Mais il peut vous permettre de vous poser les questions qui permettent d'avancer. Car la recherche n'avance pas de problème en solutions, mais de question en question.

Le directeur de mémoire peut vous indiquer des lectures possibles, des chemins possibles. À vous de choisir vos références et contenus théoriques, vos articulations personnelles, et vos situations de terrain. Plus le travail se précise dans votre tête et plus vos écrits successifs prennent forme, plus il peut entrevoir la cohérence de votre propos. Il peut alors vous orienter dans votre propre logique. N'attendez pas trop de lui, il ne fera pas le travail à votre place. Il ne sait pas ce que vous avez envie de travailler. Si vous voulez prendre du plaisir à ce travail de recherche, il faut vous affirmer, poser des choix, assumer les risques, parler en votre nom.

DES CRITÈRES POUR L'ÉCRITURE DU TRAVAIL DE FIN D'ÉTUDES

Avant tout, vous devez vous soumettre aux normes locales et prendre en compte le cahier des charges ou tout document qui précise les options pédagogiques de votre institut de formation.

L'option pédagogique retenue par votre institut de formation est de considérer le travail de fin d'études comme un travail de recherche, une initiation à la recherche en soins infirmiers. Il va de soi que l'ensemble de votre formation, qu'il s'agisse des enseignements théoriques et pratiques ou des stages, sert le travail de fin d'études. Certains de vos enseignements sont davantage en relation directe avec la façon d'aborder la commande qui vous est faite, la tâche qui vous est demandée : enseignement de méthodologies de la recherche, des outils de recueil et de traitement des données... D'autres séances pédagogiques sont organisées pour vous aider à réaliser ce travail : suivi individuel et/ou de groupe. L'avancement dans l'écriture est un bon moyen pour vous aider à préparer ces séances. Autrement dit, tout ce que vous faites en formation est susceptible de vous servir pour le mémoire. Des absences systématiques à certains cours peuvent vous être préjudiciables – et vous ne pouvez pas le savoir à l'avance.

Les critères de réalisation du produit peuvent varier d'une région à l'autre, d'un institut de formation à l'autre. Vous devez donc vous y référer. Soit votre institut de formation vous a transmis des consignes orales, soit ces éléments sont transcrits dans un document de type cahier des charges. C'est à partir de ces consignes que vous allez pouvoir organiser votre travail.

Identifiez les critères portant sur le produit fini : nombre de pages ? Normes de mise en page ? Conseils pour nommer les auteurs dans le texte ? Un plan est-il préconisé ? Peut-il y avoir des notes de bas de page ? Quelle sera l'organisation de la bibliographie ?... Le fait d'écrire d'emblée en fonction de ces critères vous facilitera la tâche de construction du produit de la recherche.

Attention, ces critères sur le produit fini n'impliquent pas qu'il suffise d'y répondre point par point pour que le produit soit fait et... parfait ! Les critères sont toujours à combiner entre eux, ils ne fonctionnent pas indépendamment les uns des autres.

Quelles sont les consignes de votre institut de formation ?

Précisez les consignes générales de votre IFSI à l'aide du **TABLEAU 16**.

TABLEAU 16 **Les consignes générales de votre IFSI**

	NOTEZ LES CONSIGNES DE VOTRE IFSI
Y a-t-il obligation de faire un lien avec : • un stage ? • une situation vécue en stage ? • un cours ? • une technique de soins ? • votre projet professionnel ? • autre ?	
Y a-t-il une ou plusieurs méthodes de recherche possibles ? Lesquelles ?	
Y a-t-il un ou plusieurs outils de recueil de données possibles ? Lesquels ?	
Y a-t-il un ou plusieurs outils de recueil de traitement des données possibles ? Lesquels ?	
Y a-t-il une ou plusieurs population d'enquête possibles ? Laquelle ?	

Repérer les critères qui vont vous permettre de formater vos dossiers d'écriture

Il est conseillé de créer un dossier informatique dans lequel vous enregistrerez les différents fichiers.

Formatez l'ensemble de vos dossiers et fichiers en fonction des éléments formels qui vous ont été donnés (TABL. 17). Pour chaque critère, indiquez les directives de votre Institut de formation.

TABLEAU 17 **Critères pour formater le dossier informatique**

Mesure des marges	
Mesure des interlignes	
Police de caractères	
Taille des caractères	
Position de la pagination	
Utilisation des notes de bas de page	
Numérotation des annexes	
Présence de pages intercalaires	
Usage d'une couleur	
Autre	

Identifier les critères de formalisation des graphiques, des schémas et des titres

Il s'agit de prendre connaissance des recommandations ou exigences de votre institut en ce qui concerne les tableaux, les graphiques, les photos... Certains instituts demandent de différencier leur présentation, leur numérotation ; d'autres non. Ne vous fiez pas aux anciens travaux conservés dans votre institut. La consigne peut se trouver formalisée dans un document de référence (style cahier des charges) ou vous être donnée oralement (**TABL. 18**). Ces éléments d'uniformisation peuvent vous paraître futiles. Ils permettent cependant de faciliter la lecture.

TABLEAU 18 **Identifier les critères de formalisation des graphiques, des schémas, des titres**

	NOTEZ CE QUI VOUS EST DEMANDÉ
Utilisation de tableaux : Doit-on mettre des titres, et comment ? Faut-il les numéroter ? Faut-il un sommaire à part ? Y-a-t-il une police spéciale ? Les tableaux doivent-ils figurer dans le texte ou à part ? Lesquels sont à mettre dans le texte, lesquels en annexe ?	
Utilisation de graphiques : Doit-on mettre des titres, et comment ? Faut-il les numéroter ? Faut-il un sommaire à part ? Y-a-t-il une police spéciale ? Lesquels sont à mettre dans le texte, lesquels en annexe ?	
Utilisation de schémas : Doit-on mettre des titres, et comment ? Faut-il les numéroter ? Faut-il un sommaire à part ? Y a-t-il une police spéciale ? Lesquels sont à mettre dans le texte, lesquels en annexe ?	
Utilisation d'images, de photos : L'usage d'images ou de photos est-il autorisé ? Doit-on mettre des titres, et comment ? Faut-il les numéroter ? Faut-il un sommaire à part ? Y a-t-il une police spéciale pour la légende ? Lesquelles sont à mettre dans le texte, lesquelles en annexe ?	
Qu'est-ce qui doit apparaître impérativement dans le titre des schémas, des graphiques... ? Qu'est-ce qui est exclu ?	
Autre	

Identifier les critères de signalisation des références

Tout au long de votre travail vous allez vous référer à des auteurs (**TABL. 19**). Prenez l'habitude de vous demander à qui vous avez emprunté telle ou telle idée. L'utilisation de la référence n'est pas spécifique à un chapitre ou à un autre. Elle étaye votre problématisation, soutient votre argumentation méthodologique, nourrit l'interprétation des résultats. Les citations sont toujours mises entre guillemets.

TABLEAU 19 **Identifier les critères de signalisation des références**

	NOTEZ CE QUI VOUS EST DEMANDÉ
Comment sont signalées les citations ? • Une police spéciale ? • En italique ? • Par un alinéa ?...	
Où apparaît le nom de l'auteur ? • À côté de la citation ? • En note de bas de page ?	
Comment identifier l'auteur de la citation ? • Prénom, nom de l'auteur, année de parution, page ? • Autre ?	
Où inscrire le titre de référence de l'auteur cité ? • Dans le corps du texte et entre parenthèses ? • En note de bas de page ?	
Autre	

Identifier les critères de mise en forme de votre document final

Prenez l'habitude d'établir un plan type (**TABL. 20**) pour la mise en forme de votre document final.
Si vous n'avez pas de réponse à certaines de ces rubriques questions, ou si vous avez des difficultés pour renseigner ce tableau, contactez un formateur ou le directeur de mémoire au plus tôt.

Tableau 20 **Identifier les critères de mise en forme du document final**

Que met-on sur la page de couverture ?	
Faut-il des pages blanches entre chaque chapitre ?	
Peut-on faire une préface ? À qui peut-on demander de l'écrire ?	
Peut-on mettre des exergues (citation d'auteur pour illustrer) ? Des dédicaces ? Y a-t-il des normes ?	
Y a-t-il des titres de parties ou de chapitres imposés ? Dans le corps du texte, qu'est-ce qui apparaît de la démarche de recherche ? • Problématique pratique ? • Théorisation ? • Question ou hypothèse de recherche ? • Choix de la méthode ? • Dispositif de terrain et outils ? • Confrontation du dispositif au terrain ? • Recueil, traitement ? • Interprétation ? • Retour sur la démarche de recherche ? Jusqu'où devez-vous aller pour l'écrit, pour la soutenance ?	
Que met-on sur la quatrième de couverture ?	
Y a-t-il un résumé ? Où est-il placé ?	
Y a-t-il un glossaire ? Un lexique ? Un index ?	
Où se place le sommaire ?	
Tous les paragraphes titrés doivent-ils être dans le sommaire ?	
La différence est-elle faite entre sommaire et table des matières ?	
Quel est le système de numérotation du sommaire ? • Par lettres ? • Par chiffres ? • Les deux ? Jusqu'où est subdivisée chacune des parties (par exemple 1, puis 1.1, 1.2, etc.) ?	
Quelles sont les normes pour rédiger la bibliographie : normes APA... ?	
Les annexes : Quels sont les types de documents ? Sous quelle forme se présentent-ils : • Dans un tome à part ? • Avec un sommaire à part ? • Avec une pagination spécifique ? Qu'est-ce qui doit être rendu anonyme ?	

Les critères de réalisation du produit

Il ne suffit pas d'avoir les critères de mise en page, de forme du document... pour savoir construire son produit. Ce n'est pas du même ordre ! Les critères ci-dessus ne sont pas négociables, ils posent des normes, un modèle du produit attendu afin d'une part de faciliter le travail du lecteur et, d'autre part, de s'assurer que l'on demande bien la même production à tout le monde.

Différencier le journal de la recherche, de la production écrite à rendre

Les mots comme ils viennent... Il est très utile, quelle que soit la méthode de recherche, de tenir un journal, un carnet de bord, un fichier informatique ou non, où vous noterez au fur et à mesure toutes les idées et les questions provoquées par le travail à conduire. Construit comme un journal de bord, il comportera vos réflexions datées, inscrites au fur et à mesure de vos lectures, de vos observations, de vos rencontres avec le directeur de mémoire... Cet écrit est personnel, il vous appartient, il permet de jeter en vrac toutes vos réactions, les obstacles rencontrés, les incompréhensions de la commande, de la démarche, les difficultés mais aussi les joies, les surprises, les trouvailles, vos colères, vos « coups de gueule »..., pour les dépasser ! Ce sont autant d'éléments qui vous aideront à voir votre propre évolution. C'est un premier travail d'écriture pour lequel la forme vous appartient et qui favorise ensuite la sélection des informations essentielles à utiliser (**TABL. 21**). Cela vous permet de différencier le ressenti des événements, ce qui vous a touché, interpellé, de ce qui peut être objet de recherche...

TABLEAU 21 **Une première distanciation de son vécu**

<table>
<tr><th>Ressenti</th><th>Événements</th><th>Isoler la situation</th><th>Matériau utilisable</th></tr>
<tr><td colspan="2">Distanciation, filtrage,</td><td></td><td></td></tr>
<tr><td></td><td colspan="2">Analyse de l'activité</td><td></td></tr>
<tr><td></td><td></td><td colspan="2">Référer à... l'objet d'étude</td></tr>
<tr><td colspan="4">→ - - - - - - - - - - - - - *Travailler ses implications* - - - - - - - - - - - - - →</td></tr>
<tr><td colspan="4">→ - - - - - - - - - - - - - *Réorganisation* - - - - - - - - - - - - - →</td></tr>
</table>

Vos lectures sont également sources de questionnement et de matériaux à utiliser (**TABL. 22**).

TABLEAU 22 **Préparer l'utilisation de textes d'auteurs**

Lecture du texte des autres	Comprendre l'argumentation de l'auteur	Référer à ce que je cherche	Isoler des idées comme un matériau utilisable
			⇓
			Recopier des citations

Vous voyez là que l'on ne passe pas directement du ressenti ni d'une lecture au matériau. De même, on ne passe pas directement du recueil de données aux résultats (**TABL. 23**).

TABLEAU 23 **Passer du recueil des données aux résultats**

Données	Référer à la théorie	Référer à ce que je cherche	Isoler un matériau utilisable
→ - - - - - *Réorganisation* - - - - - →			
→ - - - - - *Interprétation* - - - - - →			

L'USAGE DES RÉFÉRENCES

L'usage des références dans l'écriture n'est jamais chose aisée. Il n'est pas facile d'emprunter une idée à un auteur dans un texte précis. Incontournables dans tout travail de recherche pour étayer, argumenter vos idées, les références jalonnent l'ensemble de la production écrite. Cependant il s'agit de les utiliser, de s'en servir, d'en faire bon usage et non de les juxtaposer. *Retenez :* « compilation de citations ne vaut pas discussion, ni argumentation ».

On vous l'a dit : on ne pense qu'à partir de la pensée des autres. Dans votre travail, utiliser la pensée d'auteurs est indispensable, car on ne fait pas de la recherche tout seul, ni à partir de ses seules intuitions, ni du seul sens commun (par exemple, l'archéologue sur le terrain de fouilles commence ses fouilles à partir de celles existantes et ne peut tenter d'expliquer ce qu'il voit maintenant que par rapport à des fouilles antérieures sur le même chantier ou d'autres chantiers). De la même façon, le chercheur s'inscrit dans *une lignée :* il se situe par rapport à une « famille » de recherche, de pensée. Il prend en compte l'héritage des idées, des conceptions, etc. *Il se réfère à.* De plus, cet appui théorique est nécessaire pour construire l'objet de recherche, le façonner, puis il sera indispensable pour étayer son argumentation et interpréter les données.

La reprise d'idée

Il ne s'agit pas ici de copier une phrase, un morceau du texte d'un auteur, mais d'utiliser une idée, une œuvre, le résultat d'un travail, au service de son propre discours. Dans ce cas-là on est d'accord avec l'auteur. Vous devez formuler l'idée avec vos mots à vous. Il est possible de reprendre une expression ou un mot-clé de l'auteur, qui est alors mis soit en italique, soit entre guillemets. La référence (nom de l'auteur, année de parution du livre) est alors signalée entre parenthèses.

EXEMPLE 1

Nous distinguons « faire du soin » et « prendre soin de quelqu'un » au sens développé par Hesbeeen (2002).

EXEMPLE 2

Prendre soin des patients nécessite que l'infirmier porte une attention particulière au patient (Hesbeeen, 2002).

La citation

La citation consiste à recopier une ou plusieurs phrases sans rien y changer, même pas la ponctuation, et de l'utiliser dans son propre texte, pour construire sa pensée. Il peut être très utile pour le lecteur d'utiliser une police spéciale (il voit ainsi mieux où commence et où finit la citation, sans la confondre avec votre texte). Il est obligatoire de signaler le début et la fin de la citation par des guillemets pour, d'un seul coup d'œil distinguer la pensée empruntée de votre propre discours. La citation est immédiatement suivie entre parenthèses du nom de l'auteur, de l'année de publication et de la page de l'ouvrage de référence. Les citations sont obligatoires. Elles ne sont pas là pour faire « joli ». Le jury, à partir de l'usage que vous faites de la citation, repère tout à la fois l'ampleur de votre culture, la compréhension du texte emprunté, l'appropriation que vous en faites, la capacité professionnelle à vous décentrer de vos propres points de vue en incluant le point de vue des autres. Le choix des citations indique vos accointances, votre proximité de pensée avec un courant, une école, un modèle, une théorie... notamment en soins infirmiers. C'est là que le lecteur peut repérer la lignée, la communauté de pensée à laquelle vous vous rattachez. Le choix des citations n'est pas innocent.

Une citation doit être la plus courte possible. Il s'agit donc d'enlever tout ce qui paraît secondaire, redondant, inapproprié au contexte dans lequel vous l'utilisez. Vous pouvez donc être amené à couper une citation. La coupe se signale par trois points entre crochets, sans reprendre les guillemets. Vous pouvez aussi mettre entre crochets ce qui ne sert pas directement votre propos.

1. Exemple de citation entière : texte d'origine

« Quoiqu'en pensent les doux rêveurs qui croient qu'il suffit de prendre le stylo pour exprimer ses recherches, écrire n'est pas un don et l'inspiration n'est pas toujours au rendez-vous, sur commande. Plus grave : même quand on se sent inspiré, écrire ne vient pas toujours (sinon jamais) du premier coup. Écrire prend du temps. Écrire est une pratique. Écrire se travaille. Parfois dans la souffrance, parfois dans le plaisir. Les grands auteurs, comme les grands artistes, ne contestent pas cela. Ils sont bien placés pour le savoir. Plus on gagne en expertise et plus on travaille son écriture : écrire, c'est aussi réécrire. » (Lani-Bayle, M. 1999, p. 29).

2. Exemple de citation coupée

« Quoiqu'en pensent les doux rêveurs qui croient qu'il suffit de prendre le stylo pour exprimer ses recherches, écrire n'est pas un don et l'inspiration n'est pas toujours au rendez-vous, sur commande. [...] Écrire prend du temps. Écrire est une pratique. Écrire se travaille. [...] Plus on gagne en expertise et plus on travaille son écriture : écrire, c'est aussi réécrire. » (*ibid.*, p. 29).

3. Exemple de citation où ce qui n'est pas essentiel est indiqué entre crochets

« Quoiqu'en pensent les doux rêveurs qui croient qu'il suffit de prendre le stylo pour exprimer ses recherches, écrire n'est pas un don et l'inspiration n'est pas toujours au rendez-vous, sur commande. [Plus grave : même quand on se sent inspiré, écrire ne vient pas toujours (sinon jamais) du premier coup.] Écrire prend du temps. Écrire est une pratique. Écrire se travaille. [Parfois dans la souffrance, parfois dans le plaisir. Les grands auteurs, comme les grands artistes, ne contestent pas cela. Ils sont bien placés pour le savoir.] Plus on gagne en expertise et plus on travaille son écriture : écrire, c'est aussi réécrire. » (*ibid.*, p. 29).

Une citation ne va pas toute seule, elle ne se suffit pas à elle-même, elle doit être incluse dans votre discours, elle ne remplace pas votre texte, votre propre conception des choses. Même si vous pensez que l'auteur exprime mieux que vous ne pourriez le faire une idée que vous partagez, vous devez montrer en quoi cette citation est reliée à votre propre conception.

Trois usages de la citation sont possibles, qui révèlent trois types de liens. N'abusez d'aucun d'entre eux.

• **Illustration-« exemplification »** : sans dire « Par exemple, Fortin dit que... », si la citation est un exemple, elle doit être précédée d'un discours général... « Exemplifier », ce n'est pas forcément concrétiser ; il existe des exemples abstraits. « Exemplifier », ce n'est pas reprendre une partie du discours d'un seul professionnel. L'exemple doit illustrer une catégorie de pensées, de pratiques... mais il faut avoir explicité cette catégorie d'appartenance avant d'introduire l'exemple.

• **Étayage et révérence** : dans ce cas-là, les citations viennent renforcer ce que vous avez commencé d'écrire. La citation vous permet d'avancer, d'aller plus loin dans la construction de votre discours. Ce faisant, vous rendez hommage à l'auteur à qui vous empruntez la citation. Vous participez à sa notoriété et vous en profitez. Vous le mettez en position d'expert.

• **Débat et discussion** : il s'agit cette fois de citer un auteur ou une idée avec lesquels vous n'êtes pas d'accord, ou partiellement d'accord. Vous ne devez pas donner l'impression de corriger l'auteur, de le juger. N'affirmez pas que ce qu'il a dit ou écrit est faux, puisque vous êtes là pour en débattre. Si cela était faux, vous n'auriez pas à le citer ni donc à en débattre.

La constitution de la bibliographie

Chaque fois que vous lisez un ouvrage, un article, etc., relevez systématiquement les éléments bibliographiques. Pour présenter la bibliographie finale de votre travail de fin d'étude, c'est-à-dire uniquement les ouvrages cités dans le texte, pliez-vous aux normes locales indiquées par votre institut. Mais l'important est qu'en lisant la référence (dans la bibliographie finale) on sache si c'est un livre ou un article, et qu'on ait les renseignements utiles pour acheter ou retrouver le texte original.
Ces renseignements utiles sont, outre le nom de l'auteur et l'initiale de son prénom, l'année, le titre de l'article, le titre de l'ouvrage dans lequel il est publié ou de la revue, le numéro de la revue, les pages de début et de fin du texte cité. Si c'est un livre entier que vous citez, le lieu de parution et la maison d'édition sont aussi nécessaires. Il s'agit en fait de tous les renseignements dont vous auriez besoin si vous commandiez le livre chez votre libraire.
Le nombre de pages que le livre comporte, s'il est important pour les bibliothécaires qui doivent mesurer la place qu'il prendra sur leur rayon, ne l'est pas pour les chercheurs (un gros livre n'est pas forcément plus intéressant qu'un petit). Car vous devez faire comme si votre texte allait être lu par des chercheurs. Vous essayant à conduire un mémoire de recherche, vous prétendez (que vous le vouliez ou non) à entrer dans la communauté scientifique. Le destinataire de votre travail est autant cette communauté des chercheurs que celle des professionnels, et non pas quelqu'un de précis que vous côtoyez.

QUELQUES CONSEILS D'ÉCRITURE

L'écriture, le genre littéraire attendu dans un travail de recherche, est spécifique. Ce n'est ni un roman ni une poésie que vous devez écrire et ce n'est pas non plus un écrit professionnel, ni un journal intime ! Il n'y a qu'une solution pour comprendre le type de langue qu'on attend de vous : c'est de lire des travaux de recherche ! Vous attraperez petit à petit le fameux « ton » nécessaire. Il est fait de densité. Avoir une langue dense, drue, précise, serrée : tous les mots comptent, ne dites pas plusieurs fois la même chose, même de façons différentes, l'économie est prioritaire (**TABL. 24**).

L'utilisation du *je* et du *nous*

Encore une question souvent posée par les apprentis chercheurs, et qui les préoccupe beaucoup ! L'utilisation systématique du *nous* pour désigner le chercheur (nous « académique ») est aujourd'hui souvent ressentie comme excessive, vieillotte, maniérée, d'autant plus qu'il arrive que des recherches soient faites à plusieurs, ce qui crée la confusion. En ce qui concerne cet ouvrage, le fait qu'il soit écrit par trois auteurs rend l'utilisation du « nous » incontournable.

Le *je* n'est pas toujours bien ressenti car il met trop en relief l'*ego* de l'auteur et peut paraître présomptueux.

Le *nous* académique n'est pas toujours bien ressenti non plus parce qu'il installe une distance jugée excessive entre soi et son travail.

Vous pouvez alors préférer les tournures impersonnelles, bien qu'elles soient interprétables comme un effacement total du sujet. Au lieu de dire : « J'ai trouvé ceci à la fin de mon enquête », vous pouvez écrire : « Ceci a été trouvé à la fin de l'enquête ». « Je pense que » devient « Il apparaît que » ou « Il semble que ».

Le *on* est à proscrire, parce qu'on ne sait pas du tout qui parle !

Il ne s'agit pas non plus de passer sans raison du « nous » au « je » ou au « il ». Il peut être pertinent de conserver le « je », lorsqu'il s'agit d'exprimer votre implication dans le projet de recherche, que vous imaginez et qui sont reliées à votre devenir professionnel. Mais dans un même chapitre ou un même paragraphe, ne mélangez pas les genres : prenez une option et conservez-la.

L'enchaînement des phrases et des idées

Évitez les phrases qui mêlent plusieurs idées en même temps. Faites attention aux paragraphes : n'allez pas à la ligne à chaque phrase. Un paragraphe contient une idée, en principe, et donc plusieurs phrases. Le « aller à la ligne » signale qu'on passe à une autre idée.

Les mots de liaison

Soyez très attentif à placer des mots de liaison en tête de paragraphe (« en effet », « alors », « en revanche » (et non pas « par contre » qui ne s'écrit pas). « De plus », « par ailleurs » « mais » : ces mots accrochent l'œil de votre lecteur et signalent pourquoi vous passez à autre chose et quel lien vous faites entre les idées.

La référenciation

Les citations (comme indiqué plus haut) n'ont pas pour objectif de « faire savant » en enchaînant des formules hermétiques. Il s'agit de construire votre propre système de références à partir de la pensée, des références d'auteurs reconnus. Vous pouvez convoquer des extraits de l'œuvre d'un auteur, dans un champ disciplinaire, parce que cela étaye votre propre conception, parce que cela vous permet d'énoncer votre propre positionnement critique ou parce que cela complète votre propos. Certaines formules risquent d'alourdir le style et de desservir votre propre argumentation-discussion ; par exemple : « Eymard pense que... », ou bien : « D'après Revillot, dans son livre... », ou bien encore : « Virginia Henderson dit que... », sans parler de l'impensable : « Untel a prouvé que... ».

TABLEAU 24 **Régulation de ma démarche de recherche : l'écriture de la recherche**

Date	Décrire la difficulté rencontrée	Prendre une résolution et agir	Qu'est devenu l'obstacle, la difficulté rencontrée ?	Répercussions sur mon projet	Ce que j'ai appris en tant que chercheur
	Je bloque. Je suis sec. Je n'arrive pas à écrire. Les auteurs ont dit tellement mieux que moi, ce que je voudrais dire	Je parle à un ami et je m'enregistre. J'écris à partir de l'enregistrement. Je me fais lire		Qu'est-ce que je dois refaire, revoir, supprimer, développer, inventer ?	

Le dispositif de recherche : des visées au programme

3

Le dispositif de recherche se pense et s'élabore à partir du moment où – et à mesure que – l'on sait ce que l'on cherche, le phénomène que l'on souhaite étudier, écouter, aller voir, et dans quelles conditions pratiques (durée et forme de l'intervention sur le terrain notamment). Il témoigne non seulement de l'organisation mise en place pour appréhender l'objet, mais aussi de votre regard sur l'objet, le phénomène, de votre point de vue épistémologique. C'est de lui que part le dessein de l'objet de recherche, ses assises et son faire-valoir : sa légitimité scientifique. Le dispositif permet donc de passer du projet à la réalisation effective de la recherche sur le terrain. On utilise le terme « dispositif de recherche » pour l'ensemble des opérations à conduire du début à la fin de la recherche ; c'est ce qu'on appelle parfois le « protocole de recherche », tandis que le dispositif de terrain, c'est l'organisation, les dispositions prises par l'apprenti chercheur pour aménager les conditions d'observation et de recueil des informations. Le dispositif de terrain décrit le programme d'actions du chercheur. Il est donc linéaire et chronologique.

Les destinataires d'un dispositif de terrain

Le dispositif sert tout d'abord le chercheur qui en a besoin pour :

- cadrer son intervention dans le terrain, qu'il s'agisse de préparer la rencontre avec le terrain, ou de se donner des repères pour aménager le recueil de données ;
- réguler certains éléments au cours du travail de terrain, en fonction du faisable ;
- conserver des traces de ce qui s'est passé ;
- évaluer rétrospectivement ce qui s'est produit d'imprévu ;
- interpréter, mieux comprendre, voire relativiser les résultats ;
- écrire le compte rendu de recherche.

Le dispositif sert aussi au lecteur : il rend les résultats intelligibles parce qu'il donne les étapes par lesquelles est passé le chercheur ; c'est ce qui permet aussi d'apprécier les variations entre le prévu et le réalisé.

Un dispositif est une structure qui se visualise facilement à l'aide de schémas et non pas par une longue narration. C'est une écriture schématique, informationnelle où doivent être indiquées précisément les activités prévues et/ou réalisées par le chercheur d'une part et par les acteurs du terrain, d'autre part. Les acteurs peuvent être les personnes enquêtées pour la recherche mais aussi les personnes relais qui peuvent, par exemple, faire passer les questionnaires, utiliser une grille de lecture élaborée par l'apprenti chercheur... Ces activités doivent être datées, tous les documents permettant de les comprendre doivent être anonymes (avec un codage permettant de les repérer) et mis en annexes, elles-mêmes numérotées à partir de 1. Les situations d'accueil des informations, les outils de recueil de données, toutes les informations utiles à la compréhension de ce qui s'est passé doivent être en annexes. Et dans le dispositif, un code renvoie précisément à chaque document.

Ne pas confondre dispositif de terrain et méthode de recherche

Présenter le dispositif ne vient qu'après le choix de la méthode. Le choix de la méthode se fait en amont du cadre théorique[1], voire simultanément. Mais c'est dès l'énoncé de la problématique que le chercheur va opter pour une méthode ou une autre. Ensuite, le dispositif viendra opérationnaliser la méthode retenue, en s'appuyant sur le cadre théorique retenu.

Éléments qui conditionnent le dispositif

Un dispositif de terrain est reconnaissable par ses passages obligés empruntés à la méthode. Cependant, pour chaque passage obligé, le chercheur doit prendre des décisions par rapport :

• au cadre légal du terrain : certaines institutions de santé, certains centres hospitaliers refusent la passation de questionnaires auprès des patients, de leur famille ou d'autres populations car il leur faudrait contrôler la teneur des questions, les objets, la conformité à la déontologie ;

• à la déontologie de l'institution qui peut interdire l'introduction d'un tiers dans les murs (milieu carcéral, certains services sensibles ou à risques...) ;

• à l'organigramme fonctionnel et aux relations hiérarchiques ;

• à l'organisationnel dans la structure : les heures d'ouverture, les rotations du personnel, la présence des patients (régime diurne ou nocturne...) ;

• à la négociation de l'accès à la population : il est important de négocier, de prendre rendez-vous avec les responsables hiérarchiques ;

• au choix de la population à enquêter : la sélection des sujets, l'effectif à considérer... ;

• à l'accès à la population ciblée : certaines catégories de patients ne peuvent être contactées ou participer directement à la recherche ;

• au choix de l'outil qui dépend de l'objet de recherche mais aussi du choix de la population et du terrain précisément retenu : on ne choisit pas d'abord un outil pour organiser la recherche ;

• au choix du lieu, à la disponibilité du chercheur, au budget ainsi qu'à l'ensemble des contraintes et ressources matérielles dont le chercheur dispose (par exemple, dans le cas d'envoi de questionnaires par la poste) ;

• à la période globale de l'enquête et au calendrier : à quel moment et à quel rythme aller sur le terrain ? Cela dépend de la disponibilité de chacun des acteurs, mais également de l'objet de recherche et de l'état d'avancement de votre problématisation.

[1] *Cf.* Eymard C., *Initiation à la recherche en soins et santé*, Lamarre, 2003.

UN DISPOSITIF EN MÉTHODE EXPÉRIMENTALE

Des repères historiques et épistémologiques

La méthode expérimentale s'inscrit dans une science positiviste : « L'esprit de la science doit exclusivement faire appel à l'observation directe, à la constatation, à l'expérience. La connaissance ne peut donc être trouvée que dans l'analyse des faits réels. Ceux-ci doivent faire l'objet d'une description la plus neutre, la plus objective et la plus complète possible. »[1]

Au XVIIe siècle, Descartes (1596-1650) donne une orientation causaliste à cette méthode. Il opte pour la simplification des phénomènes en les divisant en sous-éléments pour mieux les observer. L'observation doit alors se faire du plus facile à connaître au plus compliqué (regroupant plusieurs éléments).

Avec Claude Bernard (1813-1878), la science devient l'art de la démonstration méthodique. Il définit les principes d'une médecine expérimentale, sur le schéma « observation, hypothèse, confirmation/infirmation ». La recherche est dite « hypothético-déductive », c'est-à-dire que la construction des savoirs se fonde sur un *a priori* théorisé (l'hypothèse).

L'intention du chercheur, en méthode expérimentale, est de produire un savoir objectivé, d'expliquer des faits, et surtout d'établir des lois générales, de les initier ou de les réguler. Pour cela, il doit mettre à l'épreuve, valider une hypothèse générale par l'expérimentation d'une ou plusieurs variables observables. « L'expérimentation est à différencier ici de l'expérience du sujet. L'expérimentateur est en effet le chercheur qui organise un plan d'expérience en fonction des prévisions posées par l'hypothèse d'une relation de cause à effet étayée sur une théorie. »[2]

Les modalités du dispositif

Le dispositif, en méthode expérimentale, s'attache à maîtriser ce qui peut varier sur le terrain de la recherche. Il est construit pour tester les variables qui intéressent le chercheur. Il s'agit d'isoler certaines variables, certains facteurs d'influence en fonction des nécessités de la recherche, et de les manipuler lors de l'expérimentation. Tout ce qui n'est pas maîtrisable – ou n'a pas pu être maîtrisé – est considéré comme un *biais* (élément jouant un rôle non contrôlé sur les résultats de la recherche). L'expérimentation a pour but de recueillir des observables permettant de mettre l'hypothèse à l'épreuve, de tester sa validité. Le dispositif de la recherche précise les différents points suivants.

Formulation de l'hypothèse générale

En méthode expérimentale, l'hypothèse permet de dégager une loi générale, un mécanisme, une réponse, un rapport causal, un déterminisme. Elle peut sous-tendre un point de rencontre (statistique), une inflexion (chiffrée), une tension, qu'il s'agit alors d'aller mettre à l'épreuve du terrain et de ses particularités.

L'hypothèse se construit dans le travail de problématisation théorique. Le travail de problématisation trans-

[1] Pourtois J. P., Desmet H., 1988, p. 20.

[2] Eymard C., 2003, p. 26.

forme la ou les questions de départ en une ou plusieurs hypothèses théoriques.

• L'hypothèse générale est une réponse théorique supposée à la question de départ.

• L'hypothèse met en relation au moins deux variables dans un lien de causalité. On utilise les notions de variable dépendante et de variable indépendante. « Une variable* est une qualité et/ou une quantité susceptible de fluctuation. Elle se décrit en spécifiant d'une part son domaine de variation (ensemble des valeurs que peut prendre cette variable), et d'autre part son domaine de définition (ensemble d'éléments, d'objets, d'indices auxquels les valeurs seront associées). »[1]

– *La variable dépendante* est celle dont le chercheur se propose d'expliquer les variations. Elle est déclarée comme dépendante d'une ou plusieurs variables indépendantes.

– *La variable indépendante* est celle dont le chercheur souhaite mesurer et comprendre l'influence qu'elle exerce sur la variable dépendante. Elle peut être introduite expérimentalement par le chercheur : on utilise le terme « variable provoquée ». Elle peut aussi exister de fait : on la nomme « variable invoquée ».

• L'hypothèse générale est réfutable, c'est-à-dire qu'il est possible de l'infirmer. Une hypothèse est fondée sur une théorie, et une théorie n'est jamais vérifiable. Une théorie est un énoncé universel, une loi générale. Elle est construite sur une dominante, une tendance centrale. Il existe donc toujours un ou plusieurs cas pour l'infirmer et donc la falsifier.

• L'hypothèse doit être observable pour pouvoir se prêter au test de sa validité. Il est indispensable de procéder à son opérationnalisation. L'opérationnalisation s'élabore à l'aide de l'éclairage théorique du phénomène que l'on souhaite observer. Une hypothèse générale conduit à plusieurs hypothèses opérationnelles.

Identification et définition des variables à contrôler

Il s'agit ici de définir les facteurs (autres que la variable indépendante) qui peuvent influencer l'hypothèse. Le chercheur ne peut, ou ne souhaite pas exclure ce facteur, il décide de mesurer sa part d'influence. En ce sens, il contrôle la part de variabilité de ce facteur sur le test de l'hypothèse. Les variables ou facteurs que le chercheur ne peut pas contrôler et qui diminuent la fiabilité des résultats sont nommées variables parasites.

Formulation de l'hypothèse opérationnelle

Elle s'appuie sur la définition précise des indicateurs de mesure du phénomène étudié.

Choix de la population à observer

S'agit-il des patients ? Des lycéens ? Des collégiens ? Des familles des patients ? Du personnel soignant ? À quelle tranche d'âge vous intéressez-vous ?

Règles de l'échantillonnage représentatif de la population

➔ ***La notion d'échantillon***

Le terme échantillonnage indique que le recueil de données se fait sur une partie de la population totale. La population totale, encore appelée population théorique ou parente, est consti-

[1] Eymard C., 2003, p. 29.

tuée de l'ensemble des personnes pour lesquelles les résultats de la recherche sont généralisables. Cependant, comme il ne vous est pas possible de mener la recherche sur l'ensemble de la population à laquelle vous vous intéressez, vous pouvez vous adresser à une partie d'entre eux. C'est l'échantillon (FIG. 3).

➔ *Modalités de construction d'un échantillon pour qu'il soit représentatif de la population parente ou théorique*

Un échantillon est dit représentatif lorsque les personnes qui constituent la population totale ou théorique (encore appelée « parente ») ont toutes la même chance d'être choisies et donc d'en faire partie. Il existe plusieurs façons de procéder pour construire un échantillon. L'échantillonnage peut se faire de manière aléatoire, par grappes, ou encore être stratifié. Nous aborderons ici uniquement l'échantillonnage aléatoire. Pour construire un échantillon aléatoire, le choix des individus se fait par tirage au sort. Tous les individus ont donc la même probabilité de faire partie de l'échantillon. L'échantillonnage aléatoire peut se faire avec ou sans contrôle de certaines catégories.

• *L'échantillon aléatoire sans contrôle des catégories* : pour réaliser le tirage au sort, il est essentiel de construire une base de sondage, en listant toutes les personnes qui font partie de la population théorique. En tirant au hasard 100 personnes sur une base de sondage de 1 000 personnes, par exemple, l'échantillon ainsi constitué doit être représentatif, c'est-à-dire avoir les mêmes caractéristiques que la population parente.

• *L'échantillon aléatoire avec contrôle des catégories* : il peut être intéressant de construire un échantillon aléatoire en contrôlant certaines caractéristiques de la population parente. Cette technique est nécessaire, notamment dans les petits échantillons. Il s'agit alors de lister les caractéristiques de la population théorique avant de réaliser le tirage au sort (par exemple : répartition par âge, sexe, catégorie sociale, etc.). Le tirage au sort se réalise en maintenant la répartition des caractéristiques de la population théorique (par exemple, en maintenant le même pourcentage de filles et de garçons que dans la population parente, la même répartition des âges que dans la population parente, etc.).

➔ *Les critères d'inclusion et d'exclusion*

Les critères d'*inclusion* sont définis en fonction des caractéristiques à prendre en compte dans la constitution de l'échantillon, par exemple l'âge... Les critères d'*exclusion* sont définis en

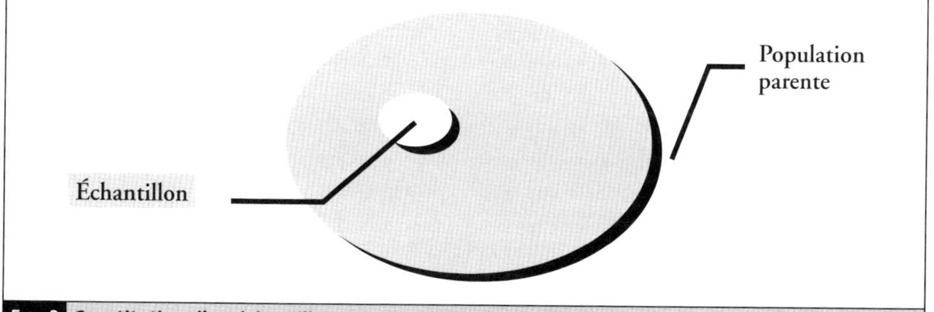

FIG. 3 Constitution d'un échantillon

fonction des caractéristiques ou facteurs qui pourraient fortement influencer le test de l'hypothèse, et que l'on choisit d'exclure de l'échantillon des sujets participants à la recherche.

→ ***Le nombre de sujets***

L'échantillonnage représentatif de la population doit indiquer le nombre de sujets – au moins *a minima* – qui participeront à l'expérimentation.

Construction du plan expérimental

L'expérimentation peut être invoquée ou provoquée. On parlera d'expérimentation *invoquée* (ou naturelle) lorsque la variable expérimentale existe déjà dans le terrain de la recherche, sans organisation due au chercheur. Dans l'expérimentation *provoquée* (ou manipulée), le chercheur introduit une variable qui n'existait pas auparavant.

Le chercheur construit un ou plusieurs plans expérimentaux. Ils sont organisés pour tester les variables observables, par comparaison entre une ou plusieurs modalités expérimentales et une ou plusieurs modalités de contrôle. Le plan expérimental peut se dérouler théoriquement de deux manières.

- Première possibilité : tous les sujets qui constituent l'échantillon de l'expérience passent par chaque modalité. Il serait alors possible de comparer, pour chaque sujet, l'effet de chacune des modalités sur la variable dépendante. Les sujets sont dits appareillés. Le plan se note : $S^* Mx$. (x indiquant le nombre de modalités).
- Deuxième possibilité : si on peut considérer tous les sujets comme équivalents, l'échantillon est divisé en x groupes (en fonction du nombre de modalités). Chaque groupe est alors affecté à une modalité, selon la loi du hasard. On parle alors d'échantillons indépendants. Chaque sujet est affecté à un groupe sur la base de critères précis et pertinents par rapport au phénomène étudié (en fait chaque sujet du groupe 1 doit avoir en quelque sorte son double, son clone, dans les autres groupes). Il y a alors une relation d'emboîtement entre le facteur « sujet » et la variable indépendante. Le plan se note : $S <Mx>$ (x indiquant le nombre de modalités).
- Pour les modalités du pré-test/post-test, la variable dépendante se mesure par comparaison entre un score avant expérimentation et un score après expérimentation.

Structuration des outils de recueil de données[1]

La phase de construction des outils doit faire l'objet d'une attention particulière. Tous les outils sont construits et testés avant l'expérimentation. Une erreur dans le choix de l'outil ou dans sa construction peut rendre inexploitable le recueil de données.

- Chaque variable ou sous-variable est déclinée en indicateurs qui en permettent la mesure.
- La construction des indicateurs dépend de l'approche théorique du phénomène observé.
- Le choix de l'outil de recueil de données se fait en fonction de son degré de pertinence quant à l'observation de la variable ou de la sous-variable étudiée.

→ ***L'observation***

L'observation peut être utilisée en méthode expérimentale, comme outil de recueil de données chaque fois que

[1] Vous pouvez vous référer à un ouvrage sur la construction des outils de recueil des données : Eymard C., *Initiation à la recherche en soins et santé*, Lamarre, 2003, p. 109-156 ; Blanchet A., Giglione R., Massonnat J., Trognon A., 1987 ; Arborio A. M., 1999 ; Blanchet A., 1998 ; De Singly F., 1992 ; Bardin L., 2003.

l'on s'intéresse au « faire » des sujets. C'est en effet le seul outil qui le permette. On privilégie l'observation focalisée sur le phénomène étudié. Il s'agit alors de construire *une grille d'observation* en déclinant les signes à observer pour recueillir de l'information sur les variables qui intéressent la recherche.

→ *L'entretien*

Situation d'interview d'un sujet et outil de collecte de données, l'entretien vise le recueil d'informations contenues dans la biographie, dans l'expérience du quotidien. Les données recueillies sont relatives à l'expression, au point de vue, à la perception que les sujets ont d'un phénomène, un événement, une conception des choses et de la vie. Le message que le sujet livre s'élabore à partir d'informations reçues et transformées par son expérience, son histoire. L'entretien ne donne donc pas d'indication directe sur ce que les gens font. Il renseigne sur ce que les personnes perçoivent et/ou pensent en ce qui concerne tel ou tel thème, ou sur ce qu'elles déclarent faire. Il existe différents types d'entretiens (directif, semi-directif ou non directif).

→ *Le questionnaire*

Le questionnaire comporte une série de questions ouvertes ou fermées. Il n'a pas pour but de renseigner sur ce que les gens font, mais plutôt sur ce qu'ils déclarent faire dans telle ou telle situation ou sur leur conception, leur point de vue sur un phénomène. C'est donc un outil qui peut appréhender la perception des sujets sur leur « faire » et non le « faire » directement. Standardisé dans la forme des questions et le plus souvent préformé dans les réponses, son intérêt est dans la consultation d'un grand nombre de sujets. Il permet aisément les traitements statistiques. Le contenu du questionnaire est déterminé par la lecture théorique et de l'objet de recherche et l'état des lieux des savoirs.

Test de validité des outils

Étape importante, le test de la validité des outils suppose de mettre à l'épreuve la pertinence de la construction des outils en organisant une passation sur un sous-échantillon de la population.

Choix du ou des terrains d'expérimentation

Il s'agit alors de :
- trouver un ou plusieurs lieux de pratique professionnelle qui acceptent d'être le terrain de la recherche et de spécifier leurs caractéristiques. Vous devrez préparer ce que vous allez énoncer de votre projet de recherche ;
- informer les différents acteurs des objectifs et modalités de l'expérimentation et négocier leur participation à l'expérimentation.

Organisation et mise en place du plan expérimental

Il s'agit de définir avec les acteurs du terrain la période d'observation, les modalités de recrutement de la population pouvant constituer l'échantillon et de décider de l'information à donner aux différents acteurs de la recherche (personnel de l'institution qui participe à la recherche et personnes faisant partie de l'échantillon de recueil de données).

Recueil des données

Une fois l'expérimentation lancée, vous devez être vigilant pour le recueil de données. Celui-ci peut être réalisé par vous-même ou par tout autre acteur du terrain. Pensez à classer les données au fur et à mesure que vous les recueillez.

Traitement et exploitation des données [1]

La phase de traitement des données est une phase de décodage et d'encodage des informations de calculs statistiques. Elle passe par l'analyse descriptive et statistique des données.

- L'analyse descriptive permet d'indiquer les caractéristiques de la population étudiée et de l'ensemble des données recueillies dans les différents groupes. Elle apporte, en termes de tendance centrale et d'indice de dispersion, le résumé statistique des données de chaque groupe.
- En méthode expérimentale, vous aurez recours aussi aux statistiques comparatives (Chi carré, test de Student), pour confronter l'ensemble des données et les résultats aux hypothèses opérationnelles. L'analyse des données est toujours quantitative. Il est possible cependant – et souvent pertinent d'ailleurs – d'y intégrer des éléments plus qualitatifs : le récit des patients sur ce qu'ils ont perçu, ou encore celui des personnels qui ont participé à la recherche.

Interprétation des résultats

Le travail d'interprétation s'appuie à la fois sur les résultats statistiques, et sur le sens qu'on peut leur attribuer, en regard de l'approche théorique privilégiée et de l'état des lieux des savoirs. L'approche statistique permet de repérer l'existence ou non d'une différence entre les groupes observés pour chacune des hypothèses opérationnelles. Le sens qu'il est possible d'octroyer aux résultats, quels qu'ils soient, n'est pas donné par l'approche statistique. Il relève de la fonction du chercheur. Les hypothèses opérationnelles peuvent être validées totalement ou partiellement, voire invalidées par les résultats. C'est ceci que vous allez proposer au débat par rapport aux éléments du dispositif de recherche, de l'approche théorique du phénomène et de l'état des lieux des savoirs sur la question. Cette discussion scientifique des résultats se construit sur l'analyse critique méthodologique de la démarche et du produit de la recherche.

Les résultats sont donc proposés à la discussion par le chercheur, en les confrontant à la théorie et à l'approche méthodologique privilégiée. Le chercheur énonce en quoi ces résultats sont intéressants pour l'évolution des connaissances scientifiques actuelles, la profession et la qualité des soins.

Exemples choisis

Exemple 1 [2]

Vous souhaitez mener une recherche sur le stress peropératoire. Les études antérieures ont montré que les expériences de stress pendant les interventions marquent le sujet et augmentent le stress postopératoire. En lien avec les travaux sur la verbalisation, vous souhaitez repérer l'effet de la verbalisation des émotions par le sujet en préopératoire sur le niveau de stress peropératoire.

→ ***Formulation de l'hypothèse générale***

L'hypothèse générale (HG) est donc : la verbalisation des émotions par le

[1] Vous pouvez vous référer à différents ouvrages sur le traitement qualitatif et quantitatif des données : Eymard C., 2003, pp. 109-156 ; Rosenthal C., Fémontier-Murphy C., 2001 ; Huberman A. M., Miles M. B., 1991.

[2] Issu de l'ouvrage de C. Eymard, 2003, p. 30-36.

patient avant une intervention chirurgicale diminue le niveau de stress peropératoire.

La variable dépendante est : le « niveau de stress peropératoire ». En effet, si on se réfère à la définition d'une variable dépendante, c'est bien le phénomène « de stress peropératoire » dont le chercheur tente d'expliquer les variations.

La variable indépendante est la « verbalisation des émotions par le sujet avant une intervention ».

C'est bien la variable dont le chercheur souhaite mesurer et comprendre l'influence qu'elle exerce sur la variable dépendante.

→ *Identification et définition des variables à contrôler*

Une variable importante à contrôler pour mesurer la validité de l'hypothèse est liée à la gestion du stress préopératoire par une technique moins active que la verbalisation des émotions (par exemple, par l'écoute d'un morceau de musique douce). Cette variable importante à contrôler par rapport à la mise à l'épreuve de l'hypothèse peut faire l'objet d'une modalité de l'expérimentation.

- V1 : écoute d'une musique douce avant l'intervention.

Il paraît essentiel de contrôler la part d'autres variables.

- V2 : le niveau d'anxiété générale du sujet.
- V3 : le type d'intervention.
- V4 : les expériences opératoires, leur nombre et leur potentiel anxiogène.
- V5 : la durée de l'intervention.

Il est possible de contrôler aussi :

- V6 : l'image que le patient a de l'anesthésie ;
- V7 : l'image que le patient a de l'intervention qu'il doit subir.

→ *Formulation des hypothèses opérationnelles*

Opérationnalisation de la variable dépendante

La variable « niveau de stress peropératoire » peut être opérationnalisée en au moins deux indicateurs :

- le « degré d'acidité gastrique peropératoire » qui est observable directement en cours d'intervention par la pose d'une sonde gastrique et des prélèvements réguliers du liquide gastrique ;
- le « niveau de stress dans l'expression du souvenir que le patient a de la période peropératoire ». C'est aussi un indicateur intéressant par rapport à la problématique de l'empreinte des expériences peropératoire antérieures : les études antérieures le stress postopératoire. L'opérationnalisation de cet indicateur passe par la définition d'indices du souvenir qui caractérisent plus ou moins finement le stress.

Hypothèses opérationnelles (HO)

Les deux hypothèses opérationnelles sont les suivantes.

- **HO1** : la verbalisation des émotions par le patient avant l'intervention chirurgicale diminue davantage le taux d'acidité gastrique peropératoire, que l'écoute d'une musique douce.
- **HO2** : la verbalisation des émotions par le patient avant l'intervention chirurgicale diminue davantage le niveau de stress dans l'expression du souvenir que le patient a de la période peropératoire, que l'écoute d'une musique douce.

→ *Population à observer*

La population à observer est représentée par les patients hospitalisés devant subir une intervention chirurgicale.

➔ ***Règles d'échantillonnage de la population***

L'échantillon sera construit de manière aléatoire avec contrôle des catégories : sexe et âge.

Critères d'exclusion

• Critère 1 : la prise d'anxiolytique constitue ici un critère d'exclusion. En effet, la prise d'anxiolytique a un effet sur le niveau de stress, il est donc préférable d'éviter que les personnes prenant ces médicaments soient dans un des groupes de sujets.
• Critère 2 : les interventions lourdes, mettant en jeu le pronostic vital du patient.

Critères d'inclusion

• Critère 1 : tranche d'âge (de 18 à 60 ans).
• Critère 2 : définir les types d'interventions concernés.

L'échantillonnage

L'échantillonnage représentatif de la population doit indiquer le nombre de sujets – au moins *a minima* – qui participeront à l'expérimentation.

➔ ***Plan expérimental***

La variable indépendante

La variable indépendante « verbalisation des émotions par le sujet avant l'intervention » nécessite la mise en place d'une situation expérimentale : temps (à définir) et procédures (à définir) qui permettront au sujet de verbaliser, à l'intention d'un professionnel ses émotions, ses craintes...

La modalité de contrôle

Il pourrait y avoir deux modalités de contrôle : une première modalité « gestion du stress par l'écoute d'une musique douce », la deuxième pouvant relever d'un groupe « sans condition particulière ».

Les modalités d'expérimentation

L'expérimentation peut alors comparer trois modalités.

• *Modalité 1 : variable indépendante* « verbalisation des émotions en préopératoire ». Il faudra définir le temps (par exemple 10 minutes) et la procédure : par exemple, en arrivant au bloc opératoire, le patient est accueilli par une infirmière qui, après s'être présentée, l'installe dans une salle prévue à cet effet. Elle lui pose la question inaugurale : « Que ressentez-vous en ce moment ? » et conduit un entretien non directif.

• *Modalité 2 : variable contrôle* « gestion du stress par l'écoute d'une musique douce » :

- définir le temps (par exemple 10 minutes). La variable temps est alors contrôlée sur cette partie-là. Il ne serait pas correct méthodologiquement de prévoir plus ou moins de temps que dans la modalité 1 (verbalisation des émotions en préopératoire) ;
- définir la procédure car, de la même manière et pour limiter les biais, il est préférable de maintenir la même procédure d'accueil (en arrivant au bloc opératoire, le patient est accueilli par une infirmière, qui après s'être présentée, l'installe dans une salle prévue à cet effet). La modalité de choix du morceau de musique doit être définie : soit ce sera le même morceau pour tous les patients (en fonction des effets généraux supposés), soit il sera choisi par le patient en fonction de la connaissance qu'il a de lui-même et des effets de certaines musiques sur son état émotif. Cependant, la procédure doit être la même pour tous.

• *Modalité 3 : groupe contrôle* « sans condition particulière ». En arrivant au bloc opératoire, le patient est accueilli par une infirmière qui, après s'être présentée, l'installe dans la salle d'intervention. Les trois modalités sont comparées en ce qui concerne leurs effets sur les deux indicateurs de la variable dépendante du niveau de stress peropératoire :

- acidité gastrique peropératoire ;
- souvenir du stress peropératoire.

Le plan expérimental peut alors être schématisé par un tableau croisé (**TABL. 25**) mettant en relation les modalités expérimentales caractérisant la variable indépendante et les indicateurs de la variable dépendante observée.

Ce tableau schématise le test de l'hypothèse sur la comparaison des trois modalités (M1, M2 et M3) sur les deux indicateurs de la variable dépendante. Les attentes de l'hypothèse posent que le degré d'acidité gastrique doit être plus élevé en M2 qu'en M1, ainsi que le niveau de stress dans le souvenir du patient. La comparaison entre M3 et M2 est intéressante et permet de tester l'effet d'une modalité de gestion de stress. Si, dans les résultats, les scores entre M2 et M3 sont égaux, cela peut accentuer la performance de la modalité 1. En revanche, une forte différence entre M3 et M2, dans le sens d'un niveau de stress supérieur en M3, et une absence de différence statistiquement significative entre la modalité 2 et la modalité 3, infirment l'hypothèse de l'effet de la verbalisation sur le niveau de stress peropératoire et indiquent l'intérêt de la mise en place de techniques de gestion du stress.

Il n'est pas possible de faire subir trois interventions aux patients, afin qu'ils expérimentent tous les trois modalités. Vous pouvez diviser l'échantillon en trois groupes équivalents. Chaque groupe est affecté à une modalité selon la loi du hasard. On utilise alors l'expression d'échantillons indépendants. *Deux échantillons sont dits indépendants* l'un de l'autre lorsqu'ils sont tous les deux représentatifs de la population parente et qu'ils ont été constitués au hasard : ainsi, une modification dans l'un des groupes n'a pas d'influence sur l'autre groupe. Chaque sujet est affecté à un groupe sur la base de critères précis et pertinents par rapport au phénomène étudié (en fait, chaque sujet du groupe 1 doit avoir en quelque sorte son double dans les autres groupes). Le plan se note : *S <M3>*.

➜ ***Modalités du pré-test/post-test***

Le niveau de stress peropératoire se mesure sur l'écart entre le stress préopératoire et le stress peropératoire.

Au niveau de l'indicateur « acidité gastrique »

• Soit il est possible d'installer une sonde gastrique en préopératoire à

TABLEAU 25 **Plan expérimental : la verbalisation des émotions et l'anxiété peropératoire**

VI VD	MODALITÉ 1 VERBALISATION DES ÉMOTIONS	MODALITÉ 2 ÉCOUTE DE LA MUSIQUE	MODALITÉ 3 SANS CONDITIONS PARTICULIÈRES
Degré d'acidité gastrique	–	+	+
Souvenir du stress peropératoire	Le score du stress dans le souvenir est faible	Le score du stress dans le souvenir est supérieur à la modalité 3, et inférieur à la modalité 1	Le score du stress dans le souvenir est le plus élevé des trois groupes

tous les patients. Le degré d'acidité peropératoire sera alors comparé au degré d'acidité préopératoire. Le degré d'acidité gastrique peut être mesuré à différents moments-clés de la procédure expérimentale.

• Soit la pose d'une sonde gastrique en préopératoire est difficilement réalisable ou produit des effets indésirables. La comparaison pré-test/post-test ne peut pas se faire sur cet indicateur.

Au niveau de l'indicateur « niveau de stress peropératoire dans le souvenir du patient »

La mesure peut se faire sur l'écart entre la perception du niveau de stress en préopératoire et le souvenir du stress peropératoire, sur une échelle visuelle d'évaluation du stress proposée au patient en préopératoire et en postopératoire.

Ces deux modalités de pré-test/post-test produisent des effets différents sur le phénomène observé. C'est au chercheur de choisir la ou les modalités les plus pertinentes par rapport à la recherche.

➔ *Structuration des outils de recueil de données*

• L'indicateur « degré d'acidité gastrique en peropératoire » ne peut se mesurer que par observation directe. Ni l'entretien ni le questionnaire ne sont pertinents.

• L'indicateur « niveau de stress dans l'expression du souvenir du patient de la période peropératoire » se mesure en postopératoire en utilisant, comme outil de recueil de données, soit un questionnaire d'évaluation du niveau de stress, soit un entretien directif. Qu'il s'agisse de l'entretien ou du questionnaire, ces outils renseignent sur la perception du sujet quant au stress qu'il a pu ressentir ou dont il se souvient.

➔ *Choix du ou des terrains d'expérimentation*

Vous devrez trouver un ou plusieurs lieux de pratique professionnelle qui acceptent d'être le terrain de la recherche, spécifier leurs caractéristiques, les informer des objectifs et modalités de l'expérimentation et négocier leur participation à l'expérimentation (par exemple, conduire les modalités 1, 2 et 3 de la recherche).

➔ *Organisation et mise en place du plan expérimental*

Il convient de définir avec les cadres de santé du bloc opératoire :

• la période de mise en place du plan expérimental ;

• les modalités de recrutement des patients pouvant constituer l'échantillon ;

• l'information à donner aux différents acteurs de la recherche (personnel de l'institution qui participe à la recherche, et personnes faisant partie de l'échantillon de recueil de données).

➔ *Recueil des données*

Une fois l'expérimentation lancée, restez vigilant pour le recueil de données. Celui-ci peut être réalisé par vous-même ou par tout autre acteur du terrain. Pensez à classer les données au fur et à mesure que vous les recueillez :

• l'indicateur « degré d'acidité gastrique » peut être relevé par l'infirmière anesthésiste ;

• en ce qui concerne l'indicateur « niveau de stress dans l'expression du souvenir du patient de la période peropératoire », vous pouvez faire passer vous-même le test de mesure en pré et postopératoire.

➔ *Traitement et exploitation des données*

• Saisissez vos données sur un logiciel de traitement statistique des données (type Excel, Sphinx, Accès...).

• Commencez par une analyse descriptive de l'ensemble des données recueillies. Décrivez la population observée totale et de chaque groupe. Vous pouvez utiliser les représentations graphiques : camemberts, diagrammes, histogrammes. Calculez les scores de l'ensemble de la population sur chacun des indicateurs, puis faites des résumés statistiques : mode, médiane, moyenne, écart-type...
• Utilisez les statistiques comparatives, pour développer les résultats du test de l'hypothèse.
• Reprenez votre tableau et saisissez les scores de chaque groupe de patients, sur les indicateurs que vous avez retenus (degré d'acidité gastrique et souvenir du stress peropératoire). Indiquez la moyenne de score en ce qui concerne :
- G1 : les patients ayant participé à la modalité 1 : verbalisation des émotions ;
- G2 : les patients ayant participé à la modalité 2 : écoute de la musique ;
- G3 : les patients ayant participé à la modalité 3 : sans conditions particulières.
• Vous pouvez comparer les scores de chaque groupe par un test de statistiques comparatives, en utilisant par exemple le test du « *t* de Student »[1].

➔ *Interprétation des résultats*

Confrontez les résultats aux hypothèses opérationnelles, afin de pouvoir énoncer si elles sont validées ou non. Vous devez questionner le sens de vos résultats par rapport à la problématique du stress peropératoire, et les résultats des études antérieures. En quoi la verbalisation des émotions en préopératoire est-elle un facteur qui diminue le stress peropératoire des patients ? Quelle est la différence entre une modalité plus passive de gestion du stress (écoute de la musique) et cette modalité ?

Exemple 2

Vous vous intéressez à l'autoévaluation, par les échelles visuelles, de l'état d'anxiété des patients adultes hospitalisés. Les recherches antérieures menées en évaluation, cotation, docimologie, psychométrie, mettent en évidence l'importance des facteurs, le nombre de modalités, la forme des échelles... sur la réponse donnée ou la note attribuée à une production-assertion...
Vous proposez donc de mesurer l'influence de la forme des échelles visuelles sur le résultat de l'autoévaluation de l'état d'anxiété des patients.

➔ *Formulation de l'hypothèse générale*

L'*hypothèse générale* (HG) est donc : la forme des échelles visuelles analogiques influence la stabilité du résultat de l'autoévaluation de l'état d'anxiété des patients adultes hospitalisées.
• *La variable dépendante* est la stabilité du résultat de l'autoévaluation de l'état d'anxiété des patients entre deux mesures.
• *La variable indépendante* est la forme des échelles visuelles.

➔ *Opérationnalisation des variables*

La variable dépendante

Elle nécessite la stabilité du résultat sur plusieurs mesures réalisées par les mêmes patients. Le délai entre les mesures doit être à la fois suffisamment court pour éviter que la différence de mesure soit liée à un changement d'état, et à la fois suffisamment long pour éviter l'effet de mémorisation de la première évaluation. Il

[1] Vous pouvez vous référer à l'ouvrage de C. Eymard (2003, pp. 198-201), ou à tout autre ouvrage de statistiques.

nous semble pertinent de privilégier un délai court de 6 à 7 heures, en évitant une mesure de nuit. La mesure se fera toujours en journée.

La variable indépendante

La variable indépendante nécessite de construire des formes différentes. Quatre formes d'échelles visuelles sont proposées sur la **FIGURE 4**.

➔ *Choix de la population à observer*

La population à observer est représentée par les patients hospitalisés.

➔ *Règles d'échantillonnage de la population*

Vous devez indiquer les modalités de construction de l'échantillonnage pour qu'il soit représentatif de la population parente ou théorique. L'échantillon sera construit de manière aléatoire avec contrôle des catégories : sexe et âge.

Critères d'exclusion

- C E 1 : les patients mal voyants.
- C E 2 : les patients sous anxiolytiques.
- C E 3 : les patients atteints de troubles neurologiques ou de santé mentale.

Critères d'inclusion

C I 1 : tranches d'âge (patients adultes hospitalisés de 18 à 65 ans).

L'échantillonnage

L'échantillonnage représentatif de la population doit indiquer le nombre de sujets – au moins *a minima* – qui participeront à l'expérimentation.

➔ *Construction du plan expérimental*

Il s'agit ici du plan 1 : comparaison des formes linéaires et des formes circulaires entre elles, en faisant varier l'ordre (**TABL. 26**).

Les sujets qui constituent l'échantillon de l'expérience passent par deux modalités. Il serait alors possible de comparer pour chaque sujet l'effet de deux formes différentes. L'échantillon sera divisé en quatre groupes équivalents et chaque groupe affecté à une modalité selon la loi du hasard. Le plan se note : $\underline{S} < M4 >$.
D'autres plans expérimentaux sont possibles. Un autre plan expérimental pourrait effectuer quatre mesures avec chacune une forme d'échelle dif-

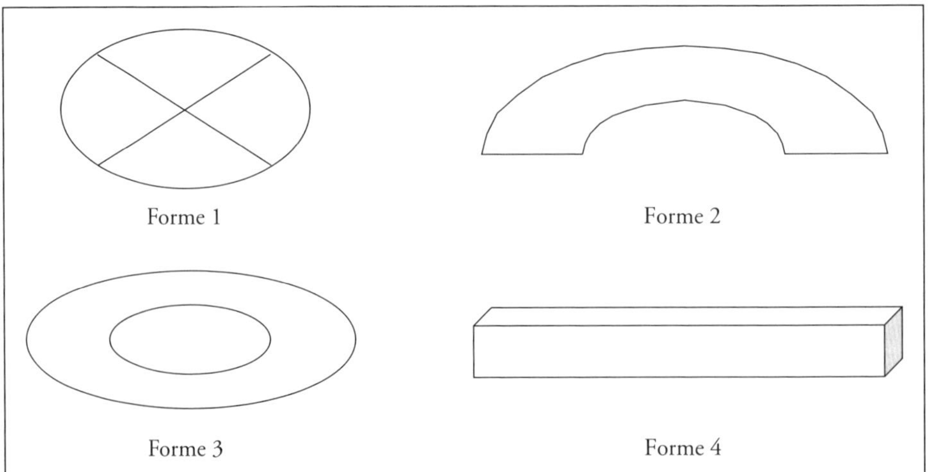

FIG. 4 Les différentes formes d'échelles visuelles analogiques

TABLEAU 26 **Plan expérimental : la forme des échelles visuelles analogiques et l'autoévaluation de l'état d'anxiété des patients**

VD / VI	MEC	MCC	MEL	MCL
Première mesure entre 9 et 10 heures	Forme 1	Forme 1	Forme 2	Forme 2
Deuxième mesure entre 15 et 16 heures	Forme 3	Forme 1	Forme 4	Forme 2

MEC : Modalité expérimentale sur les formes circulaires.
MCC : Modalité contrôle sur les formes circulaires.
MEL : Modalité expérimentale sur les formes linéaires.
MCL : Modalité contrôle sur les formes linéaires.

férente sans faire varier l'ordre des mesures. La modalité de contrôle se ferait sur le maintien d'une même échelle.

➔ ***Modalités du pré-test/post-test***

Dans ce cas, la première mesure sert de pré-test à la deuxième.

➔ ***Structuration des outils de recueil de données***

L'outil choisi sera la passation directe auprès des patients d'une l'échelle visuelle d'autoévaluation.

➔ ***Choix du ou des terrains d'expérimentation***

Il s'agit de trouver des services hospitaliers qui acceptent de participer au recueil de données.

➔ ***Organisation et mise en place du plan expérimental***

Il convient de définir avec les cadres de santé :
• la période de mise en place du plan expérimental ;
• les modalités de recrutement des patients pouvant constituer l'échantillon ;
• l'information à donner aux différents acteurs de la recherche (personnel de l'institution qui participe à la recherche, et personnes faisant partie de l'échantillon de recueil de données).

➔ ***Recueil des données***

Vous pouvez conduire vous-même l'expérimentation et effectuer les mesures d'autoévaluation de l'anxiété auprès des patients.

➔ ***Traitement et exploitation des données***

• Saisissez vos données sur un logiciel de traitement statistique des données.
• Commencez par une analyse descriptive de l'ensemble des données recueillies.
Décrivez la population observée totale et celle de chaque groupe. Vous pouvez utiliser les représentations graphiques : camemberts, diagrammes, histogrammes. Calculez les scores de l'ensemble de la population sur l'autoévaluation de leur anxiété aux deux moments de mesure, puis faites des résumés statistiques : mode, médiane, moyenne, écart type...
• Utilisez les statistiques comparatives, pour développer les résultats du test de l'hypothèse.
• Reprenez votre tableau et saisissez les scores de chaque groupe de patients. Indiquez la moyenne de score des patients :
- G1 : modalité expérimentale sur les formes circulaires : les patients ayant utilisé des échelles circulaires forme 1 puis forme 3 ;
- G2 : modalité contrôle sur les formes circulaires : les patients ayant utilisé deux fois les échelles circulaires forme 1 ;
- G3 : modalité expérimentale sur les formes linéaires : les patients ayant

utilisé des échelles circulaires forme 2 puis forme 4 ;
- G4 : modalité contrôle sur les formes linéaires : les patients ayant utilisé deux fois les échelles linéaires forme 2.

• Comparez les scores de chaque groupe par un test de statistiques comparatives, en utilisant par exemple le test du « *t* de *student* » [1].

→ ***Interprétation des résultats***

Confrontez les résultats aux hypothèses opérationnelles, afin de pouvoir énoncer si elles sont validées ou non. Vous devez questionner le sens de vos résultats par rapport à la problématique de la forme des échelles visuelles, dans l'autoévaluation de l'état d'anxiété des patients adultes hospitalisés. Référez-vous aux recherches antérieures. Explicitez l'intérêt de vos résultats pour la recherche en soins infirmiers.

Exercices pour s'entraîner

Voici deux exercices que nous vous proposons, dans le but de vous entraîner à construire un dispositif de recherche en méthode expérimentale [2].

Exercice 1

Vous vous intéressez à l'incontinence des personnes âgées hospitalisées en long séjour. Vous souhaitez repérer l'influence de la fraction des boissons sur le phénomène d'incontinence.

1. Quelle est la variable dépendante ?

VD : ....
....
....

2. Quelle est la variable indépendante ?

VI : ....
....
....

3. Quelle est la population à étudier ?

....
....
....

4. Sur quelles règles construirez-vous l'échantillonnage de cette population ?

....
....
....
....
....
....

5. Quels seraient les critères d'exclusion ?

....
....
....
....
....
....

6. Quels seraient les critères d'inclusion ?

....
....
....

Exercice 2

Vous vous intéressez à l'éducation en santé des patients diabétiques insulinodépendants. En lien avec les travaux de recherche en éducation thérapeutique et sur les savoirs de l'expérience (Selon Kolb D., 1984, un apprentissage expérienciel se construit

---

[1] Vous pouvez vous référer à l'ouvrage de C. Eymard, 2003, p. 161-190, ou à tout autre ouvrage de statistiques.

[2] Les réponses sont données au chapitre 6.

dans les expériences vécues qui ont été validées lors de nouvelles expériences), vous souhaitez repérer l'effet de la prise en compte des savoirs de l'expérience de ces patients dans la démarche éducative sur l'observance thérapeutique.

1. Formulez votre hypothèse générale.

....
....
....

2. Quelle est la variable dépendante ?
VD : ....
....
....

3. Quelle est la variable indépendante ?
VI : ....
....
....

4. Comment opérationnalisez-vous les variables ?

4.1. La variable dépendante

....
....
....

4.2. La variable indépendante

....
....
....

5. Quelle est la population à étudier ?

....
....
....

6. Sur quelles règles construirez-vous l'échantillonnage de cette population ?

....
....
....

6.1. Quels seraient les critères d'inclusion ?

....
....
....

6.2. Quels seraient les critères d'exclusion ?

....
....
....

7. Quel plan expérimental pourriez-vous construire ?

....
....
....

8. Quelle seraient les modalités de pré-test, post-test ?

....
....
....

À vous maintenant : régulation de la démarche de recherche

La régulation de votre démarche peut s'élaborer selon le **TABLEAU 27**.

TABLEAU 27 Régulation de ma démarche de recherche : l'élaboration d'un dispositif en méthode expérimentale

Date	Décrire la difficulté rencontrée	Prendre une résolution et agir	Qu'est devenu l'obstacle, la difficulté rencontrée ?	Répercussions sur mon projet	Ce que j'ai appris en tant que chercheur

Un dispositif en méthode différentielle

Des repères historiques et épistémologiques

La méthode différentielle s'intéresse aux facteurs qui différencient les individus. Elle étudie les variations de réponses (comportements, attitudes, croyances, styles) par rapport à un phénomène extérieur (les conditions de travail, les modalités d'accueil dans un service, les conditions d'apprentissage, d'éducation à la santé, le rapport à la maladie, la santé...). Le chercheur propose d'identifier des caractéristiques individuelles ou les caractéristiques d'un groupe, facteurs *a priori* signifiants de la variabilité des comportements, des pratiques, ainsi que l'existence ou non de liens entre ces dimensions. Pour ce faire, il s'intéresse aussi aux conditions d'observation de ces différences, qu'elles soient externes ou internes aux individus : hérédité, repère génétique, environnement, éducation... L'identification de ces liens est traitée par la mise en évidence de corrélations.

Les appuis théoriques et les modèles mathématiques sur lesquels la méthode différentielle s'est constituée vont la démarquer par rapport à la méthode expérimentale qui n'en demeure pas moins sa « discipline parente ».

La psychologie expérimentale est la première discipline scientifique constituée en sciences humaines qui a gagné sa légitimité en empruntant sa méthode aux sciences dites « exactes », les sciences de la nature. Actuellement, la psychologie se diversifie en psychologie du développement, psychologie cognitive, psychologie clinique, psychologie sociale (articulation avec la sociologie) ainsi que la psychologie différentielle. Cette diversification dans les développements de la psychologie va de pair avec la diversification des méthodes de recherche. C'est depuis la psychologie « scientifique », en Angleterre, que des chercheurs ont travaillé à développer un outil statistique qui prenne en compte ce qui va permettre d'identifier des liens entre des caractéristiques, des *patterns*, des conditions d'apparition de ces particularités. Le travail de repérage des liens entre les facteurs s'appuie sur une analyse statistique.

Les modalités du dispositif

En méthode différentielle, le chercheur organise un dispositif de recherche de façon à pouvoir distinguer parmi un grand nombre de variables celles dont les modalités sont co-occurrentes, en corrélation. Les variables dont il cherche la corrélation possible sont des variables *invoquées*, construites par le chercheur et non pas maîtrisées ou introduites sur le terrain. Les principes de réplication, de démonstration et de reproductibilité des conditions de l'observation sont aussi importants en méthode différentielle qu'en méthode expérimentale. *Attention, ce sont bien les conditions de l'observation et les modalités de description des variables qui doivent être réplicables, et non pas les résultats*, c'est-à-dire qu'un autre chercheur, à partir de vos indications explicitement présentées dans le dispositif de recherche, devra pouvoir faire les mêmes observations. Le dispositif de recherche est élaboré selon les principes suivants.

Statut de l'hypothèse

L'hypothèse *a priori* n'est pas obligatoire en méthode différentielle. Une hypothèse globale ou une question théorisée peut suffire pour argumenter la problématique et indiquer les corrélations que l'on cherche. Cette hypothèse ou question est élaborée à partir de la problématisation théorique. C'est la question obtenue après l'état des lieux de la recherche qui, traduite dans le langage théorique, selon les théorisations et les modèles retenus, devient une question théorisée. L'hypothèse, ou la question théorisée, porte sur une ou plusieurs corrélations probables, supposées, que le chercheur va tenter de mettre en évidence, de tester. Ce qui est incontournable, c'est l'état des lieux des savoirs et des approches théoriques du phénomène observé. Cela permet de construire des propositions théoriques.

À partir d'une première hypothèse globale, d'une question théorisée, au fur et mesure des tests de corrélation, d'autres hypothèses pourront être formulées pour avancer dans l'identification des facteurs significatifs de telle ou telle conduite, réaction, pratiques. Il ne s'agit pas pour autant de partir d'une question théorisée trop large puis de « voir venir » : le chercheur ne maîtrise pas les variables mais il doit s'en tenir aux modalités, aux indicateurs qu'il a construits pour caractériser les variables. Partant de variables existantes dans la situation, le chercheur isole ces variables et définit des liens probables entre elles. Des hypothèses non prévues *a priori* peuvent apparaître en cours de route : c'est l'un des intérêts de cette méthode.

Spécification des types de variable

Le dispositif de recherche est organisé par la construction de variables différentielles et des tests, des outils d'observation qui permettront de les mettre en évidence. Trois catégories de variables peuvent être distinguées [1].

• *Les variables intergroupes :* observées à un niveau général, elles différencient des groupes de sujets sur des variables contextuelles ou situationnelles. Elles ne sont jamais introduites expérimentalement par le chercheur ; elles sont toujours invoquées, elles sont des composantes du terrain que retient le chercheur et qu'il considère dans la mise en évidence de corrélations, sans inférer qu'elles sont une causalité des différences possibles.

• *Les variables interindividuelles :* elles correspondent aux observations faites sur un ensemble d'individus de telle manière que chaque individu puisse être affecté d'une des valeurs possibles de la variable. Les sujets sont comparés les uns par rapport aux autres selon les caractéristiques (les variables) énoncées.

• *Les variables intra-individuelles :* elles représentent les variations d'un individu, à des moments différents ou face à des situations différentes ; variations dans la manière de résoudre des difficultés, variations de ses choix selon les enjeux de situation. Ce type de variable, pour être opérationnalisé, appelle des modèles cognitifs (des modèles du développement des connaissances) ou conatifs (des modèles du fonctionnement de la volonté).

Définition des variables différentielles

Définir les variables différentielles à observer *a priori* est une étape essentielle qui se conduit quasi conjointement avec le choix de la population, puisque l'identification des sujets de la recherche peut se retrouver dans les indicateurs des variables observées. Le choix des variables et de leurs indicateurs observables permet d'interroger la pertinence de la population retenue. Les variables différentielles peuvent donc se regrouper en catégories de la plus globale à la plus focalisée.

VARIABLES INTERGROUPES

Variabilité des conduites des patients âgés, constitués entre deux groupes par le chercheur (dans des services différents ou dans le même service) exposés au même dispositif d'éducation en hygiène, dans le cas de la perte des fonctions vésicales.

[1] Reuchlin M., 1984.

VARIABLES INTERINDIVIDUELLES

Variabilité des sujets d'un groupe de patients (exposés au même dispositif d'éducation en hygiène).

VARIABLES INTRA-INDIVIDUELLES

Variabilité d'un sujet dans ce service (exposé au dispositif d'éducation en hygiène) à différents moments de son hospitalisation de son apprentissage, dans différents lieux (domicile, centre de loisirs, hôpital, maison de retraite).

Qu'il s'agisse d'étudier la variabilité au niveau macro ou micro, on distinguera deux types de variables.

• *Les variables catégorielles* : âge, sexe, CSP (catégories socioprofessionnelles).

• *Les variables dimensionnelles* : traits de la personnalité, modèle d'éducation privilégiée, préférence pour un sport collectif ou individuel, culture artistique... Pour ces variables, il va falloir se donner les moyens de repérer, d'étayer l'observation de ces dimensions considérées (en utilisant des tests disponibles, en construisant un outil d'observation fiable).

Parmi ces variables, le milieu de vie, le milieu d'exercice professionnel, la présence d'un dispositif d'apprentissage particulier, l'existence de ressources spécifiques (maison de soins, lieu d'écoute...) peuvent être considérés comme des *variables contextuelles*.

Il importe de préciser les indicateurs qui permettront de définir les variables : c'est ce qui aide à comprendre comment vous traduisez votre question théorisée ou votre hypothèse, dans une observation « concrète », opératoire, pour qu'il n'y ait pas de confusion sur les informations que vous considérez. Par exemple, il s'agira de traduire les modèles de l'hygiène en indicateurs repérables dans les pratiques quotidiennes des personnes âgées. Les soins corporels peuvent être une dimension directement concernée par l'hypothèse ou la question théorisée et sur laquelle identifier un modèle ou un autre de l'hygiène. Les habitudes en termes d'hygiène domestique (ménage, lessive) peuvent aussi nous renseigner indirectement sur le rapport des personnes avec l'hygiène.

L'existence d'une pratique antérieure et/ou actuelle de loisirs peut être également retenue, de façon à repérer la nature de ces activités (individuelles, de groupe, de plein air...).

Le schéma corporel des personnes âgées peut être une variable individuelle intéressante permettant de spécifier, dans la perte des fonctions, l'image de soi, la perception de son corps et particulièrement de la sphère uro-génitale. Cette variable peut être testée par un schéma, un test projectif que l'on pourra analyser à partir de la vraisemblance scientifique du schéma anatomique. Ces variables dimensionnelles pourront être mises en relation avec une ou des variables catégorielles : âge, sexe, CSP.

Définir la population à étudier

Votre recherche porte-t-elle sur un groupe de sujets au sein duquel vous souhaitez identifier ce qui les caractérise les uns par rapport aux autres (les hommes, les femmes) ? S'agit-il de comparer deux groupes existants : les personnes ayant une charge familiale ou pas ? Ceux pour qui c'est « la première fois » ? Ceux qui ont déjà eu des antécédents à diagnostic vital ? Ceux ayant une culture scientifique ou une autre formation ?

• Le choix de la population à étudier se fait conjointement avec l'explicitation

Types de variables (pertinence par rapport à la population retenue)	Indicateurs observables et sources, supports disponibles ou à construire	Pertinence de la population retenue

des variables. Car le choix de l'un peut vous amener à préciser l'autre.

• Le choix de la population à étudier doit être pertinent aux phénomènes retenus, à votre problématique.

Règles de l'échantillonnage

Les règles de l'échantillonnage qui peuvent être retenues ici sont les mêmes que pour la méthode expérimentale : échantillonnage avec ou sans contrôle des catégories, critères d'inclusion et d'exclusion. Ensuite, il vous faut être vigilant et déterminer le nombre de sujets *a minima* nécessaires sur lequel portera l'observation. Même si certains outils statistiques permettent de « compenser » les effectifs de petit nombre, pour que des tests de corrélation soient possibles et significatifs il faut tout de même une collecte de données conséquentes.

Chaque fois que vous travaillez avec des variables inter-groupes, l'échantillon retenu doit être représentatif de la population parente.

Lorsqu'il s'agit de traiter des variables interindividuelles, il va de soi que l'échantillon est hétérogène et ne vise pas à être représentatif de la population parente. Cela signifie que si, dans la population parente, il y a 80 % de filles et 20 % de garçons, même si vous vous intéressez à la variable « sexe », l'échantillon n'a pas à comporter les mêmes proportions de filles et de garçons mais doit comporter un nombre suffisant d'individus de chaque sexe pour réaliser les tests statistiques. En termes de variables intra-individuelles, la règle de la représentativité ne se pose pas.

Élaboration et structuration des outils de recueil des informations

Qu'il s'agisse d'une observation sur le terrain, d'un entretien ou d'un questionnaire, l'outil est toujours construit de manière théorique, *a priori* (en référence à une ou des théories convoquées et à l'état des lieux de la recherche). Une première matrice de l'outil devra être testée afin de vérifier qu'il n'y a pas d'ambiguïté possible sur les types d'information que vous souhaitez retenir et pour récolter tous les paramètres pertinents avec votre question de recherche. Il serait dommageable d'avoir oublié de relever l'âge ou la profession d'un patient et de chercher ensuite à corréler cette variable avec d'autres, ou au contraire d'avoir recueilli des renseignements dont vous ne ferez rien. Pour cela, vérifiez les critères d'inclusion/exclusion de l'échantillon retenu.

• Testez votre grille d'observation en la faisant utiliser et manipuler par quelqu'un d'autre, voire plusieurs autres personnes en même temps.

• Testez la trame de l'entretien, entraînez-vous à la conduite d'un entretien. Le matériau recueilli ici est particulièrement « fragile ». Dans ce cas, les entretiens seront quasi directifs pour éviter de « perdre l'objet » de la recherche dans la conversation.

• Testez le questionnaire en le faisant passer éventuellement par un tiers à un échantillon de la population. Essayez de traiter les renseignements recueillis pour valider la pertinence des items avec les variables construites. Vous pourrez vous apercevoir que certaines questions sont biaisées ou que d'autres renseignent maladroitement la variable de référence.

Organisation des conditions de recueil des informations

L'utilisation de l'outil de recueil (la passation d'un questionnaire, l'observation *in situ*, la conduite d'entretiens) exige que soit négocié l'accès au terrain. Malgré votre familiarité éventuelle avec les terrains de la santé, l'objet de votre présence et celle de la recherche sont à annoncer avec les instances hiérarchiques et les acteurs concernés. Comme pour toute autre méthode, préparez ce que vous allez énoncer de votre projet de recherche. Soyez précis quant aux conditions et consignes de présentation de l'outil de la recherche. Dans le cas de documents à récupérer ultérieurement, précisez-en les modalités, les dates butoirs.

Traitement et exploitation des informations : recherche des corrélations

La phase de traitement des données est une phase de décodage, d'encodage des informations et de calculs statistiques.

La notion de corrélation n'indique pas qu'il y aurait un lien de cause à effet entre deux variables (ou davantage). Le chercheur teste une interaction probable entre des variables, une occurrence, une probabilité qu'il doit fonder par les calculs statistiques [1].

Par exemple, observer statistiquement que les modalités de la variable sexe (homme-femme) sont corrélées à la variable « types de prise en charge de sa lombalgie » ne signifie pas que c'est le fait d'être un homme ou une femme qui est la cause de telle ou telle manière de « gérer » sa lombalgie. L'interprétation ne peut se faire qu'à partir d'une lecture théorique.

Prenons un autre exemple : imaginons une étude différentielle sur les trois dernières promotions d'étudiants de votre IFSI, prenant en compte les variables sexe, couleur de cheveux et milieu d'exercice (rural, urbain). Si les statistiques font apparaître une corrélation positive indiquant que les anciens étudiants exerçant en milieu rural sont particulièrement des femmes rousses, cela ne signifie pas que tout étudiant roux ira exercer à la campagne ! Tout au long d'une recherche en méthode différentielle, *la notion de causalité n'est jamais première.*

Dans la phase de traitement, vous aurez à effectuer des résumés statistiques qui rendent compte de la quantité et de la qualité des informations retenues. Ensuite, il s'agira de « faire parler » ces résultats chiffrés et de les interpréter ; c'est-à-dire que vous aurez à relier ces résultats aux propositions théoriques retenues pour les confronter. Les corrélations, positives, négatives ou proportionnellement inverses ou l'absence de corrélation que vous aurez dégagées pourront vous entraîner à la formulation d'autres hypothèses, à tester d'autres corrélations, voire à re-questionner l'actualité de vos référents théoriques.

[1] Eymard C., 2003, pp. 202-212.

Exemples choisis

Exemple 1

La problématique est la suivante: « modélisation des types d'état émotionnel lors de l'autoévaluation chez les patients hospitalisés pour un bilan de santé ».

→ ***Formuler une hypothèse globale ou une question théorisée***

L'hypothèse globale peut porter, après avoir convoqué les théorisations pertinentes, sur la corrélation entre les caractéristiques socioculturelles des patients et le type d'autoévaluation exprimée.

→ ***Spécifier les variables***

Il s'agit de vérifier que les modalités qui définissent vos variables ne sont pas ambiguës, qu'elles sont observables et objectivables. Ici, nous allons retenir des variables interindividuelles.

- *Variables catégorielles :* âge, CSP, diplôme le plus élevé obtenu par les patients hospitalisés.
- *Variables dimensionnelles :*
  - état émotionnel des patients hospitalisés, lors de l'entretien d'autoévaluation ;
  - autoévaluation exprimée par les patients hospitalisés ;
  - expériences précédentes d'hospitalisation, de bilans de santé, d'analyses médicales.

Si la variable catégorielle peut être renseignée à partir d'informations stables, fiables, par le biais du dossier du patient par exemple, les variables dimensionnelles exigent d'être renseignées précisément, sans que leurs modalités d'observation soient sujettes à discussion.

La variable dimensionnelle « état émotionnel lors de l'entretien d'autoévaluation » pourra être repérée soit par l'emploi d'un test (nommer alors le modèle du test utilisé), soit par des indicateurs comportementaux et paracliniques qui seront distribués *a priori*.

- Anxiété : balbutiements, regard fuyant, tremblotement, phrases incomplètes, agressivité ou passivité apparente, flots de questions et/ou questions récurrentes sans que le patient n'entende les réponses qui lui sont faites, hypersudation.
- Quiétude : expression verbale posée, traits détendus.
- Dynamisme : anticipation sur les questions, raisonnement accéléré, vivacité, regard mobile...
- Excitation qui peut tourner à l'agressivité : voix forte, gestuelle envahissante, mouvements brusques et désordonnés, respiration haletante, hypersudation...
- Catatonie : sujet amorphe, gestuelle figée dans le repli sur soi, mouvements oculaires quasi inexistants (« le regard ailleurs », regarde ses pieds...), n'entre pas en relation, évite d'entrer en communication, ne répond pas aux questions... passif.

→ ***Définir la population à étudier***

Il vous faut choisir le type de service et de pathologies concernées.

Recensez l'effectif total de patients qui *a priori* pourrait se prêter à cette enquête et ensuite procédez à l'échantillonnage.

→ ***Construire l'échantillonnage***

Par rapport aux variables interindividuelles considérées, l'échantillon de sujets sera construit sur un ou plusieurs critères d'exclusion : seront exclus de l'échantillon ceux pour qui c'est la première hospitalisation pour un bilan de santé. Vous pouvez également décider de la tranche d'âge des sujets considérés et exclure de l'échantillon, par exemple, les adolescents en raison de la psychologie particulière de cette phase de la vie... ou bien parce que l'état des lieux de la recherche vous a appris qu'une telle recherche avait déjà été faite avec cette population-là.

→ *Tester les variables*

Pour cela, vous pouvez vous aider d'une formalisation (**FIG. 5**) : une arborescence qui est, comme son nom le suggère, une représentation graphique qui procède depuis un « tronc » (la variable) puis des « branches » précisant de plus en plus l'information portée sur le « tronc ».
Vous pouvez également faire un tableau pour préciser les indicateurs observables de la variable que vous considérez (**TABL. 28**).

→ *Élaboration et structuration des outils de recueil des informations*

Le recueil des informations pertinentes pour opérationnaliser l'observation des variables peut prendre plusieurs formes.
• Une ou plusieurs grilles d'observation du sujet pendant son hospitalisation : précisez la nature des moments où est conduite cette observation : après la transmission de résultats d'analyse, après la visite d'un proche, après un examen radiologique...

• Un questionnaire qui se prêtera au test des modes d'évaluation privilégiés par le sujet : pour chacune des différentes conceptions de l'évaluation, des modalités théoriques, des propositions d'attitude et de perception permettront d'opérationnaliser cette variable dimensionnelle et de distinguer les tendances invoquées par les sujets.

• Un entretien : si vous organisez le recueil des informations par l'enregistrement de plusieurs entretiens avec les mêmes personnes, cet entretien sera *alors fortement directif*. Il s'agira de conduire l'interview avec les patients de manière à les focaliser sur l'objet de la recherche. Une trame d'entretien quasiment planifiée peut être utilisée pour ne pas « oublier » d'interroger le patient sur tel ou tel aspect des variables dimensionnelles.

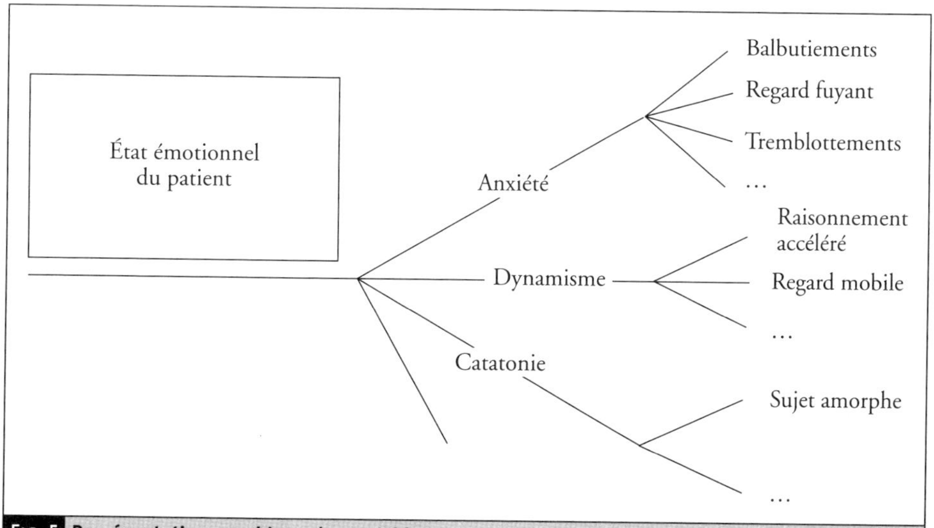

FIG. 5 Représentation graphique des variables

TABLEAU 28 **Opérationnaliser les variables en méthode différentielle**

VARIABLES CATÉGORIELLES	INDICATEURS OBSERVABLES ET SOURCES, SUPPORTS DISPONIBLES OU À CONSTRUIRE
Âge du patient	Information formelle dont peuvent attester les documents officiels : date de naissance dans le dossier de soins
Catégorie CSP du patient	Information recueillie par un questionnaire construit par le chercheur (ou lors d'un entretien) ; grille de référence des catégories socioprofessionnelles répertoriées par l'INSEE
Diplôme le plus élevé obtenu par le patient	Information recueillie par un questionnaire construit par le chercheur (ou lors d'un entretien)
VARIABLES DIMENSIONNELLES	**INDICATEURS OBSERVABLES ET SOURCES, SUPPORTS DISPONIBLES OU À CONSTRUIRE**
État émotionnel lors de l'entretien d'autoévaluation	Grille d'observation permettant de pointer, pour les quantifier ensuite, les indicateurs énoncés plus haut (anxiété, quiétude, dynamisme, excitation)
Autoévaluation du patient	Questionnaire sur les modes d'autoévaluation du sujet : plutôt dans la dépréciation ou plutôt dans la survalorisation de son assurance face aux situations de bilan de santé

➔ *Tester les outils de recueil*

Pour la fiabilité du test des outils, la matrice élaborée est en quelque sorte un prototype à essayer avant d'en systématiser l'usage auprès de la population étudiée. Précisez auprès de quelle partie de votre échantillon cet exercice est réalisé ; vous devrez en tenir compte dans l'effectif total nécessaire à votre enquête. Prenez le temps d'informer et de préparer les personnes ayant à tester les outils.

➔ *Traitement et exploitation des informations : recherche des corrélations*

Si l'on considère le TABLEAU 28, spécifiant les variables différentielles retenues, un premier lot de corrélations formelles peut être testé. Peuvent être étudiées les interactions potentielles deux à deux puis les quatre ensemble entre :

- l'âge et l'état émotionnel du patient lors de l'entretien d'autoévaluation ;
- la CSP et l'état émotionnel du patient lors de l'entretien d'autoévaluation ;
- le diplôme le plus élevé obtenu et état émotionnel du patient lors de l'entretien d'autoévaluation ;
- les expériences précédentes d'hospitalisation (de bilans de santé, d'analyses médicales) et l'état émotionnel lors de l'entretien d'autoévaluation.

Selon la robustesse et le poids statistique de ces corrélations, celles-ci seront signifiantes ou non. La corrélation sera dite *positive* lorsque le test de corrélation indiquera un seuil acceptable de probabilité d'un lien, d'une interaction entre les variables. Elle sera *négative* dans le cas inverse. Enfin, des corrélations peuvent être *proportionnellement inverses* : par exemple, il pourrait être identifié que les personnes hospitalisées, marquées par un niveau élevé d'études supérieures sont celles qui stressent le moins lors de l'autoévaluation (ce qui serait réellement à tester !)... Les résultats au test de ces premières corrélations peuvent en suggérer d'autres. S'il apparaissait une corrélation forte entre le niveau d'études supérieures et la qualité de l'état émotionnel, ceci pourrait être rapproché :

- des études nationales sur les caractéristiques de la population totale ayant été hospitalisée aussi souvent, ce qui pourrait générer une autre hypothèse sur les personnes faisant l'objet de bilan de santé ;

• du nombre d'hospitalisations pour un bilan... et le type de diagnostic posé.

➔ *Analyse et codage des informations recueillies*

De même que vous aurez testé la fiabilité des outils, vous aurez fait tester les grilles de décodage des informations : il s'agit à présent de comptabiliser les indicateurs des variables afin d'appliquer les tests statistiques à ces données.

Ne confondez pas résumé statistique et interprétations des données. La quantification, le commentaire sur le nombre de questionnaire reçus, sur le nombre d'observations ayant fonctionné comme prévu – ou qu'il a fallu modifier encore, voire abandonner... – tout ceci ne constitue pas une interprétation, un commentaire signifiant des chiffres obtenus. Interpréter les données signifie que vous considérerez la valeur des tests de corrélation en regard des théorisations mobilisées. Il s'agira de dire en quoi votre propre étude s'écarte ou rejoint (de) ce qui était connu à ce jour, de commenter la vraisemblance ou l'invraisemblance des hypothèses de corrélation émises, y compris celles élaborées en cours de traitements.

Exemple 2

La problématique est d'« identifier la variabilité du comportement alimentaire des jeunes femmes en surcharge pondérale ».

➔ *Formuler une hypothèse globale ou une question théorisée*

L'hypothèse globale peut porter sur la corrélation entre les caractéristiques sociales et individuelles des jeunes femmes et le type de situation où elles ont à gérer leur alimentation.

➔ *Spécifier les variables*

Ici, nous pouvons retenir des variables catégorielles, individuelles et contextuelles.

• *Variables catégorielles :* âge, CSP, situation familiale des jeunes femmes.

• *Variables individuelles :*
- image de soi ;
- âge d'apparition de la surcharge pondérale dans l'existence du sujet ;
- poids des parents biologiques et éventuellement de la progéniture ;
- nombre et nature des régimes alimentaires essayés par le passé ;
- rapport à la nourriture dans le milieu familial, dans le cadre des relations sociales ;
- place de la nourriture dans le modèle de santé du sujet.

• Variables contextuelles :
- prise alimentaire lors des repas familiaux ;
- prise alimentaire sur le lieu de travail des sujets ;
- prise alimentaire en centre de diététique.

➔ *Définir la population à étudier*

Il vous faut choisir, parmi la population théorique « des jeunes femmes », la tranche d'âge et la hauteur de la surcharge pondérale à laquelle vous allez vous intéresser.

Recensez l'effectif total de patients qui *a priori* pourrait se prêter à cette enquête, et ensuite procédez à l'échantillonnage.

➔ *Construire l'échantillonnage*

Par rapport aux variables considérées, et par rapport à l'état des lieux de la recherche, nous étudierons par exemple les jeunes femmes de 25 à 35 ans, affectées d'une surcharge pondérale (entre 30 et 50 % de surcharge pondérale) donnant lieu à un accompagnement médicalisé, et aidées par la fréquentation d'un centre de diététique, ce qui permet de s'appuyer sur la base de données d'un tel centre pour constituer l'échantillon.

→ ***Tester les variables***

Vous pouvez établir un tableau rassemblant les indicateurs relatifs aux différentes variables (TABL. 29).

→ ***Élaboration et structuration des outils de recueil des informations***

Deux outils pertinents sont à retenir.

• La grille d'auto-observation : elle ne devra pas être trop lourde, trop longue à renseigner pour ne pas davantage gêner et orienter les conditions de la recherche. En effet, le fait d'avoir à renseigner la grille est un biais dans la recherche : cette observation peut conduire le sujet à être davantage vigilant qu'à l'ordinaire quant à son alimentation.

• Le questionnaire : il sert à relever les informations d'identification des personnes (dont les variables catégorielles), les items permettent de renseigner les variables individuelles.

Exercices pour s'entraîner

Voici deux exercices que nous vous proposons, dans le but de vous entraîner à construire un dispositif de recherche en méthode différentielle [1].

Exercice 1

Vous souhaitez mener une recherche sur le stress peropératoire. Les études antérieures ont montré que les expériences de stress pendant les interventions marquent le sujet et augmentent le stress postopératoire. Vous vous intéressez à la mise à jour de liaisons entre différents niveaux de stress et les caractéristiques individuelles des patients, par exemple : les connaissances biomédicales sur la pathologie, le niveau d'études, etc.

1. Quelles seront les règles de constitution de l'échantillon ?

....

....

....

....

....

....

2. Nommez les variables différentielles possibles.

....

....

....

....

....

....

3. Quelles sont les corrélations qui vous semblent intéressantes de tester ?

....

....

....

....

....

....

Exercice 2

Au lycée, vous vous intéressez aux pratiques des jeunes, pour la prévention des infections sexuellement transmissibles (IST). Vous souhaitez repérer des liaisons possibles entre certaines caractéristiques des sujets et les pratiques de prévention déclarées.

1. Comment constituez-vous la population de l'étude ?

....

....

....

2. Nommez les types de variables différentielles possibles.

....

....

....

[1] Les réponses sont données au chapitre 6.

Tableau 29 **Variables catégorielles, individuelles et contextuelles, et leurs indicateurs**

Variables catégorielles	**Indicateurs observables et sources, supports disponibles ou à construire**
Âge des jeunes femmes	Information formelle dont peuvent attester les documents officiels : • date de naissance dans le dossier de soins ; • grille de référence des catégories socioprofessionnelles répertoriées par l'INSEE Par entretien direct ou dans le dossier de soins : distinguer les mères de famille, les célibataires vivant en couple ou vivant seules
Catégorie CSP des jeunes femmes	
Situation familiale des jeunes femmes	
Variables individuelles	**Indicateurs observables et sources, supports disponibles ou à construire**
Image de soi	Test projectif existant, régulé par le chercheur ou construit intégralement par rapport à son approche théorique
Âge d'apparition de la surcharge pondérale dans l'existence du sujet	Dossier de soins, diagnostic lors des bilans de santé, questionnaire…
Poids des parents biologiques et éventuellement de la progéniture	Questionnaire ou entretien direct
Nombre et nature des régimes alimentaires essayés par le passé	Questionnaire ou entretien direct
Rapport de la nourriture dans la relation sociale	Questionnaire ou entretien direct : situer la fonction et la fréquence de l'alimentation dans les situations sociales (repas familiaux, loisirs à l'extérieur du domicile, temps de repos à domicile…). Il s'agit de repérer si toute activité sociale est associée à un partage de nourriture. « Être poli, c'est vider les plats, se servir deux fois… »…
Place de la nourriture dans le modèle de santé du sujet	Test projectif sur les conceptions du sujet sur la santé, le rôle de la nourriture dans l'état de santé, questionnaire ou entretien direct (exemple « pour être en bonne santé il faut bien manger » ; « un gros bébé, c'est un beau bébé »)
Variables contextuelles sur la prise alimentaire	**Indicateurs observables et sources, supports disponibles ou à construire**
Repas familiaux	Grille d'auto-observation Différencier les repas quotidiens des repas davantage festifs Isoler *qui* gère la préparation du repas : les jeunes femmes sujets de la recherche ou un tiers
Milieu professionnel	Grille d'auto-observation et d'enregistrement des conditions de la prise alimentaire Isoler *qui* gère la préparation du repas : les jeunes femmes sujets de la recherche ou un tiers ; le lieu de la prise (cafétéria, espace cuisine réservé au personnel, le lieu de travail lui-même : bureau, atelier…) Nature et quantité du bol alimentaire
Centre de diététique	Considérer la pratique du self-service comme condition d'auto-observation du comportement alimentaire et la composition de la tablée (avec qui le repas est partagé ?) Nature et quantité du bol alimentaire

À vous maintenant : régulation de la démarche de recherche

La régulation de votre démarche peut s'élaborer selon le TABLEAU 30.

UN DISPOSITIF EN MÉTHODE CLINIQUE

Repères dans l'histoire de la recherche clinique

Il est stérile de continuer à opposer systématiquement la clinique à l'expérimental, bien que la méthode clinique s'ancre dans une autre conception de l'épistémologie* qui privilégie l'humanisme et la subjectivité sur le naturalisme et l'objectivité. La clinique, en devenant méthode de recherche, se défait de la visée thérapeutique qu'elle avait à l'origine, en médecine. La méthode clinique postule que l'humain est aussi du mécanique mais ne peut jamais y être réduit ; que le changement est inhérent au sujet qui porte l'héritage de son histoire, de sa biographie, de son parcours. La vie sociale est conçue comme une réalité construite par les significations que lui confèrent les personnes, y compris sans qu'elles le sachent[1]. Le sujet exprime la dynamique de sa vie (c'est ce qu'on a l'habitude de nommer sa *parole* et sa *vérité*) et la recherche doit la rendre intelligible.

La *singularité* du sujet social est ce que la clinique étudie : la façon qu'a concrètement la personne d'organiser son monde et de s'y tenir (plus ou moins péniblement, car il s'agit bien d'un travail, d'où l'idée de « souffrance »). Qu'on parle de « biais à neutraliser » dans l'expérimental ou d'« étrangeté » dans l'*ethnos*, il s'agit bien à chaque fois pour le chercheur du double processus de distanciation/implication et du problème parfois parlé en termes de distance à prendre par rapport à l'objet étudié, avec ce casse-tête d'avoir à trouver la bonne distance alors qu'il n'existe pas de normes. Disons que le chercheur a tou-

TABLEAU 30 **Régulation de ma démarche de recherche : l'élaboration d'un dispositif en méthode différentielle**

DATE	DÉCRIRE LA DIFFICULTÉ RENCONTRÉE	PRENDRE UNE RÉSOLUTION ET AGIR	QU'EST DEVENU L'OBSTACLE, LA DIFFICULTÉ RENCONTRÉE ?	RÉPERCUSSIONS SUR MON PROJET	CE QUE J'AI APPRIS EN TANT QUE CHERCHEUR

[1] La théorie de l'inconscient peut être ici appelée.

jours à se questionner sur son rapport aux partenaires, et le chercheur clinicien plus que d'autres parce qu'il n'évolue pas dans un territoire aux frontières nettement localisées. Son effort de distanciation pensée dans l'éthique de la relation clinique, deviendra rigueur scientifique. Tâtonnements, régulations sont les repères de la conduite de la relation clinique. Tout peut devenir un indicateur. Tout peut être questionné.

La clinique des cas s'inspire du travail en psychologie [1] et en psychanalyse [2]. La clinique des situations se réfère aux travaux de la psychologie du travail [3], de l'ergologie [4], et de la théorie des situations et de l'*agir* [5].

Le dispositif de la clinique des cas

La clinique des cas (ou casuistique) que nous présentons d'abord va consister à relever ce qui, dans la particularité de chaque sujet, est *exemplaire* de la vision du monde des sujets aujourd'hui en santé. Entre « ceci est un savoir singulier qui n'a trait qu'à cette personne » (clinique personnaliste) et « ceci est aussi valable pour toutes les personnes » (clinique cognitiviste), il semble plus fécond d'opter pour la troisième solution : à la fois singulier et utile pour tous, c'est-à-dire pour tous ceux qui relèveraient [6] du même *cas* qu'ils actualisent différemment.

Choisir une problématique de recherche appropriée

Le chercheur ne pose aucun lien fixe et préalable entre les éléments : ni de cause à effet ni de vicariance. Il s'intéresse au fonctionnement de la dynamique identitaire telle qu'elle se donne à entendre, pour la rendre intelligible. Il va essayer de mettre au jour le système d'organisation du monde que porte la personne sur la problématique choisie par le chercheur. Cette problématique se déploie autour d'un phénomène constaté qui a de l'intérêt dans le domaine de la santé. L'état de la question (le bilan des études sur ce point) permet de faire comprendre l'intérêt de la problématique retenue. L'investigation du chercheur en méthode clinique se déroule donc dans un milieu précis, auprès d'une population qu'il a choisie comme étant pertinente à la question. Vérifier que vous aurez accès à ce milieu, qu'il sera possible d'y introduire des entretiens, que vous aurez les autorisations qui vous permettront, par exemple et c'est l'idéal, de proposer un espace de parole sur un thème affiché en lien avec le phénomène qui vous intéresse, et que des gens y viendront de leur plein gré. Ou bien que des rendez-vous pour discuter sur ce thème affiché soient possibles, dans un lieu calme. Une stratégie du chercheur peut être d'inviter un groupe, « pour réfléchir sur les pratiques » par exemple, et ensuite isoler dans ce groupe un ou des sujets pertinents à la problématique.

---

[1] Pedinielli J.-L., 1994 ; Revault d'Allones *et al.*, 1992.

[2] Kristeva J., 1991 (Fayard, 1988) ; Kristéva J., 1993.

[3] Clot Y., 2001, pp. 35-51.

[4] Schwartz Y., 2001, pp. 67-91.

[5] Joas H., 2001, pp. 27-44.

[6] La psychanalyse nous a appris que « relever d'un cas » n'est pas « être dans la pure reproduction de ses symptômes, à l'identique », d'où le caractère transférable du savoir singulier par l'utilisation de taxonomies de symptômes jamais rencontrés pareillement agencés chez deux personnes.

Il faut fixer une durée minimale pour chaque séance, sans être trop pointilleux sur l'horaire.

Vous ne devez pas confondre l'entretien et la séance : un entretien est l'ensemble des séances que vous aurez avec la même personne. Vous ne pouvez pas fixer au préalable le nombre de séances nécessaires, pas plus que le nombre de sujets. Le critère à privilégier pour arrêter le recueil de données est celui de la saturation : plus rien de nouveau n'apparaît. On tourne en rond. Le chercheur suspend alors l'entretien ou y met fin. Lorsque la saturation est atteinte avec le groupe d'acteurs de terrain avec qui le chercheur travaille, il doit vérifier la consistance de la saturation, en suspectant l'homogénéité qui peut être dissimulée de ce groupe. Il va donc chercher un ou deux sujets susceptibles de penser différemment le phénomène. Si aucune donnée nouvelle n'apparaît, il pourra conclure à la saturation du phénomène ; sinon, il continue avec un groupe élargi. Cependant, dans le cadre de votre recherche, il est tout à fait probable que vous n'arriviez pas à la saturation de toutes les données recueillies. Vous vous contenterez d'une saturation sur les données essentielle de votre travail et distinguerez en termes de résultats les données stables (saturées) des données instables.

Selon le phénomène choisi, il est intéressant de prévoir le temps, la durée de l'intervention sur le terrain. Par exemple, si vous vous intéressez à la façon dont les familles vivent l'accueil à l'hôpital, le moment d'intervention et sa durée seront beaucoup plus courts que si vous vous intéressez à l'observance des régimes alimentaires. Vous avez donc intérêt à vous donner un ordre de grandeur d'intervention sur le terrain (d'une semaine à plusieurs mois). Pensez que tout ne sera pas exploitable, qu'il vous faudra trier au fur et à mesure et ne continuer les séances qu'avec les sujets qui alimentent plus particulièrement votre recherche.

Identifier les sujets de la recherche

La méthode clinique ne s'intéresse pas qu'aux personnes malades, même en recherche en soins infirmiers. Dire que la clinique s'intéresse au « sujet souffrant » ne veut pas dire qu'il est « au lit » ou atteint d'une pathologie. Ici, l'existence, les activités quotidiennes sont considérées comme une souffrance au sens d'effort pour exister. Le point de vue philosophique, épistémologique, c'est qu'être humain, c'est se déployer entre jouissance et souffrance. C'est tenir debout, dans le quotidien, dans la vie professionnelle, *avec* des projets et des contraintes, conjuguant des ressources et des obstacles, entre pari et prises de risques : c'est un effort pour exister qui est appelé « souffrance ». L'être humain n'est pas une abstraction qui agit selon une logique unique. Il compose ses actes quotidiens dans la complexité, les contradictions, entre l'harmonie et le conflit, avec raison *et* avec passion.

De même, dire que la méthode clinique s'intéresse à la parole du sujet ne veut pas dire que le sujet peut parler. Dans le cas où le sujet serait privé de son pouvoir d'élocution, où le langage oralisé ne serait pas possible ou difficilement compréhensible (personnes autistes, psychotiques, dysphasiques, trachéotomisées ou laryngectomisées, jeunes enfants...), le chercheur peut avoir recours à des dessins, des idéogrammes, des icônes, des peintures, il peut jouer ou faire jouer pour remettre en scène des situations vécues dans le passé. En revanche, il est essentiel que le sujet puisse manifester ce qu'on appelle « sa parole » par rapport au phénomène étudié, c'est-à-dire l'expression de ce qui est essentiel pour lui (sa vérité), l'expression de ce qu'il est : sa vision du monde. Le sujet doit pouvoir à un moment ou un autre *rencontrer* le chercheur, enclencher une réaction par rapport aux dires du chercheur : ce point est essentiel et c'est pourquoi nous ne pouvons retenir pour une étude ni les bébés ni les personnes en coma profond… qui ne peuvent à aucun moment participer activement au dialogue avec le chercheur.

Choisir les sujets pertinents à la recherche, c'est donc bien dire qu'un seul sujet, une seule personne (deux non plus) ne suffiront pas pour conduire cette recherche. Les sujets doivent pouvoir « raconter » *leur* expérience par rapport au phénomène étudié. En d'autres termes, s'intéresser « au vécu » de l'hospitalisation des patients atteints de sida ne peut pas se faire ici à partir du discours des infirmières.

Élaborer un cadre d'écoute

La thématique va devenir une question de recherche. La théorie peut être empruntée à n'importe quelle discipline, elle peut être autre chose que la psychanalyse : une théorie sociale ou philosophique… la clinique n'oblige pas à ne manipuler qu'un référentiel psychanalytique ou psychologique. La clinique est une méthode de recherche ; alors, elle doit pouvoir se greffer sur *des* théories, dans l'idéal sur toutes les théories existantes, comme les autres méthodes.

Le dispositif de la clinique des cas consiste pour le chercheur à se donner une matrice d'écoute : une typologie des façons d'être *attendues*, un ensemble *de profils plausibles*, tous issus directement de la théorisation précédente. Ces catégories, cette sorte de « taxonomie » de configurations psychiques seront actualisées par rapport au terrain précis de l'expérimentation par une liste de *critères* et d'indicateurs possibles. Vous pouvez avoir cette liste de critères devant vous pendant l'entretien, si la personne n'est pas trop près de vous, ou bien vous devez connaître suffisamment vos critères pour noter des choses par écrit pendant l'entretien, discrètement.

L'ensemble permet « d'armer l'écoute » : la clinique n'est pas une simple rencontre aux mains nues. Ce n'est pas non plus le fait d'arriver avec une grille d'entretien formatée qu'il s'agirait de remplir. Vous devez vous constituer un cadre d'écoute et vous l'approprier, avec lequel vous devez être familier pour entendre ce qui se dit en référence à ce cadre. L'idée de base est que la personne ne va pas entrer dans le prévu, qu'elle le débordera en apportant sa singularité. La clinique est la seule méthode qui permette de travailler sur *la surprise et l'inattendu* (elle permet même de les provoquer) car les critères ne sont pas une simple grille à remplir, mais une matrice de références à questionner, à remanier en tout ou partie. Le but est de mettre à jour l'impensé de la problématisation de départ.

L'entretien clinique

Il n'est pas possible de concevoir une quelconque construction de connaissance en clinique sans relation avec l'autre. On ne va pas sur le terrain pour recueillir des données (comme dans l'expérimental ou le différentiel), ni pour recueillir des traces de ce qui existe déjà (comme dans l'*ethnos*), mais pour vivre une relation appelée

« entretien » qui se construit et dans laquelle la théorisation est déjà présente. L'entretien est donc incontournable. C'est beaucoup plus qu'un outil[1] ; ce n'est pas l'utilisation d'entretiens dits non directifs, c'est *une rencontre* avec l'autre pour un recueil de sa parole. La confiance est nécessaire : c'est l'établissement d'un champ potentiel, une aire intermédiaire de confiance, de fiabilité, de créativité et d'illusion qui permettront le travail d'élucidation du vécu.

Le chercheur se centre sur l'autre qui devient un partenaire. Dans la conduite de ce type d'entretien, le chercheur peut lancer une question inaugurale ou trouver d'autres façons d'amorcer la discussion. Ce peut être une question portant directement sur le phénomène étudié, mais qui n'induit aucune réponse. Ce peut être aussi une question indirecte (comme au billard où on procède par ricochets). Ne confondons pas une question avec une interrogation qui, elle, exige obligatoirement une réponse. À chaque entretien le chercheur doit trouver des moyens d'établir le contact. Ces habiletés en situation s'apprennent.

Le chercheur n'est pas seulement un œil et une oreille : il peut au cours de l'entretien avoir des stratégies pour que l'autre se questionne, être plus ou moins participatif, il oriente le plus subtilement possible par un jeu de questionnement vers ce qui lui paraît intéressant. Ainsi, vous pouvez pratiquer « la relance ».

- *Reformuler :* redire avec vos mots ce qui vient d'être dit en demandant si vous avez compris, sachant qu'en reformulant vous introduisez quelque chose que le sujet n'a pas dit.
- *Réitérer :* reprendre en répétant les derniers mots dits, en laissant la phrase en suspens pour que le sujet la finisse.
- *Questionner :* sans jamais donner l'impression que vous avez la réponse ou que vous avez besoin, vous, de cette réponse ; la réponse doit faire avancer l'autre dans sa propre compréhension.
- *S'étonner :* de ce qui vient d'être dit pour provoquer une explication.

Le sujet doit penser que vous cherchez à le comprendre, lui, et que sa façon d'exister est intéressante : aucun jugement ne doit être entendu dans ce que vous dites ! Ce n'est pas un interrogatoire. Le chercheur écoute, fait parler et enregistre (en audio et/ou vidéo). Il prend des notes en fonction des critères de sa matrice d'écoute. Il est attentif à tout ce qui n'entre pas dans la typologie de départ, ni dans la liste des critères préalables. Le chercheur pendant l'entretien fait, dans sa tête, des rapports avec la théorie afin de comprendre ce que l'autre dit de lui-même. On peut aller jusqu'à parler de co-construction du sens de ce qui se dit. Le thème affiché n'est qu'un prétexte pour s'intéresser à une personne.

On peut aussi s'intéresser à un groupe dont les caractéristiques homogènes correspondent à la problématique. Le choix stratégique de conduire un entretien de groupe peut être argumenté par la spécificité de l'objet de recherche qui porte alors sur les interrelations, sur ce que les sujets se disent entre eux. Ce peut être une stratégie pour mobiliser les sujets qui auront ensuite droit à des entretiens individuels. Pour certains groupes (les jeunes de 14 à 18 ans par exemple, les alcooliques, les familles...), l'effet groupe est sécu-

[1] Ne pas confondre avec l'entretien semi-directif ou non directif.

risant, il facilite l'expression de sa propre parole.

L'entretien de groupe nécessite un effectif minimal et maximal : entre trois et cinq personnes. Plus le groupe est important plus les interactions seront insaisissables, intraitables et inexploitables. Le chercheur enregistre les échanges, d'où l'importance de l'effectif du groupe pour pouvoir repérer qui a parlé. Le chercheur sera attentif de manière privilégiée à ce qui se dit entre les protagonistes de l'entretien et non pas à ce qui lui est dit. Il se focalise sur le fonctionnement du groupe, son histoire et reste relativement en retrait. Le chercheur peut noter des gestes répétitifs, des tics, des expressions du visage ou du corps, mais il est particulièrement attentif au mode langagier, comme porte d'accès à l'imaginaire du sujet : il doit jouer sur/avec les mots – ou les gestes – en utilisant les associations, les appels, les propositions, les provocations de sens pluriels dans le respect de la « vérité » de l'autre car les mots sont l'autre.

Du fait des interactions dans le groupe, il risque d'y avoir perte de l'objet de recherche, des digressions flagrantes et hors champ par rapport à la question de recherche. Ce qui est délicat, c'est que des temps de digressions peuvent être aussi nécessaires à la familiarisation du chercheur avec le groupe, et entre les sujets. Le chercheur doit aussi savoir laisser aller la parole sans être directif et recentrer discrètement sur l'objet de recherche (ou bien alors essayer de comprendre, en situation, pourquoi ce sujet fait cette digression, lui en faire part, et reconstruire le lien avec l'objet de recherche). Dans le dialogue avec le groupe, votre problématique doit être votre fil rouge à ne pas perdre de vue.

Le chercheur se rend disponible mais il est réflexif : toute expérience clinique doit comporter une réflexion sur sa propre démarche, elle est une pratique d'autoévaluation parce que la relation clinique, la posture clinique, le travail d'écoute sur le terrain ne sont pas qu'une question de savoir, de maîtrise de techniques, ni de vouloir faire. L'application sans discernement d'une méthode clinique qui ne tiendrait pas compte de l'implication du chercheur, qui ne ferait pas retour sur le sens des gestes et des actions du chercheur, aboutirait à faire une recherche désincarnée et vidée de tout rapport humain. Le chercheur assume son investissement dans l'entretien. La description de la passation des entretiens dans le texte de recherche doit comporter un compte rendu des efforts faits par le chercheur pour mettre en confiance, sans perdre de vue sa question de recherche et l'économie de son travail. Le chercheur va pouvoir arrêter les séances et clore un entretien avec une personne quand il a obtenu l'expression d'un changement, d'une surprise de cette personne sur sa propre histoire. Il reste alors à faire valider l'entretien comme temps d'*un changement* dans la compréhension de soi, en renvoyant au partenaire les signes qu'il a émis et qui vous permettent de penser qu'il a changé d'attitude, qu'il a un peu changé son point de vue, qu'il a exprimé un changement. En somme, cela consiste à pouvoir permettre au sujet qui vient de réfléchir sur lui-même avec vous, de se dire que ce temps a été intéressant, important, facilitant, enrichissant pour lui, à un niveau ou à un autre.

Traiter les entretiens

→ *Au fur et à mesure des séances*

Il faut écouter l'enregistrement, le décrypter *in extenso* sans rien changer aux mots employés[1] (faire plusieurs copies informatiques du même entretien), noter les intonations signifiantes et les mimiques récurrentes, si c'est une vidéo.

Dans une colonne en face d'un exemplaire du texte décrypté, faites des commentaires : identifiez les thèmes abordés, résumez les idées émises, donnez des titres à des ensembles. Vous devez pouvoir faire apparaître des blocs signifiants qui témoigneront de la logique des idées mises en actes dans cet entretien. En somme, vous faites apparaître le dispositif (ou le procès) réalisé dans l'entretien, en le découpant en étapes auxquelles vous donnez un titre, un thème. Cela vous servira notamment pour orienter ultérieurement un sujet vers tel ou tel thème qui vous paraît utile pour vous.

Colorez des passages qui vous semblent particulièrement intéressants, notamment parce qu'ils contiennent des choses étonnantes, particulières, qui vous semblent dignes d'être travaillées. Vous pouvez commencer la séance suivante en faisant lire l'un de ces passages pour amorcer la discussion, faire expliciter ce qui a été dit.

EXEMPLE[2]

« Dès qu'on travaille avec des humains, la renommée d'un service, comment ils disent : ça fait 100 filtres, on interprète, on évalue, on filtre en permanence on retranscrit avec son vécu ses problèmes, c'est important dans la pratique de soin autant que dans la formation » (E1).	L'évaluation en continu

➔ *Reconstituer la logique de chaque sujet, sa dynamique psychique*

Au bout de quelques séances, travaillez vos données. Faites le lien entre le contenu d'un entretien et vos critères dans vos profils : identifiez le profil prévu duquel participe cette personne. Prenez une couleur par profil attendu et colorez des passages entiers (jamais un mot par-ci par-là). Si la même personne dit des choses qui appartiennent à plusieurs profils, cela veut dire qu'il faut continuer l'entretien pour en savoir davantage. Votre écoute se dirigera alors sur le profil qui semble dominer, celui qui pilote la personnalité de ce sujet.

Enfin, mettez dans une autre couleur (ou une autre police) ce qui n'entre dans aucun profil.

Reprenez la conduite des entretiens en ayant cette analyse dans la tête. Vous pouvez abandonner les séances avec certains sujets dont vous pensez qu'ils ne livreront plus rien d'intéressant, en les prévenant, bien sûr.

➔ *Les croisements des entretiens et l'analyse de contenus signifiants*

Vous pensez maintenant avoir assez de matériaux, mais cette analyse doit vous le confirmer. Sinon, vous devrez reprendre un ou deux entretiens ou des séances supplémentaires.

Pour traiter l'ensemble des matériaux de tous les entretiens, vous pouvez avoir recours à une analyse de contenu[3], c'est-à-dire à un ensemble de techniques d'analyse des discours (le discours comprenant à la fois le « contenu du message » – ce qui est dit –, mais aussi le « contenant » – la

[1] Un codage minimal est nécessaire : des / pour les silences (augmenter le nombre avec la durée du silence) ; en gras quand le ton monte, la voix s'enfle ; en caractère plus petit si la voix baisse significativement ; caractériser en italiques le ton employé, etc.

[2] Extrait de Vial M., Thuilier O., 2003.

[3] Bardin L., 2003.

forme que prend ce qui est dit –). Le chercheur doit tirer des significations non seulement du contenu mais aussi du contenant. Pour cela, il procède en trois temps.

- Dans un premier temps, il repère et isole, dans la totalité des entretiens, les passages signifiants pour ce qu'il cherche. Notamment, il classe en deux fichiers ce qui confirme la taxonomie des critères de départ et ce qui la déborde. N'oubliez pas à chaque « item », à chaque *prélèvement* retenu comme digne d'intérêt, de mettre le nom attribuer au cas et de coder la séance (par exemple : Jean, S4).
- Dans un second temps, le chercheur se centre sur ces passages signifiants. Il utilise alors des procédures systématiques de description du contenu des messages – analyse thématique, analyse de l'énonciation, analyse de l'expression, analyse des relations... Il se constitue ainsi, un répertoire d'indicateurs – par exemple les thématiques abordées par le sujet étudié, la manière dont ce dernier a agencé ses idées, ses lapsus, ses silences, ses onomatopées, ses rires, son ton ironique, ses omissions, ses figures de rhétoriques ainsi que ses préjugés, ses croyances, ses conceptions, ses figures imaginaires.
- Dans un troisième temps, à partir de ces analyses qu'il va croiser, combiner (coller, déplacer), il infère un ensemble de résultats concernant les contenus, les conditions de production et de réception de ce discours en lien avec les profils attendus et les imprévus identifiés.

Le premier étage de résultats est l'illustration de votre théorie de référence du cadre d'écoute. Remontez de vos analyses à votre cadre d'écoute. Montrez en quoi les entretiens permettent de rendre intelligible votre théorie ; en quoi votre théorie « a tourné » pendant les entretiens et ce qu'elle a produit.

➔ *La fabrication du cas*

C'est le *second étage des résultats*. Soit vous avez rencontré une personne qui n'a rien des profils attendus et qui a apporté quelque chose d'entièrement neuf qui déborde de la ou des théories convoquées. Elle n'entre pas dans les catégories que vous avez construites. C'est une situation rare et il faut de la chance, ou bien une longue série d'entretiens. La plupart du temps, le cas va être une agglomération de tous les passages inattendus recueillis : il est recomposé, c'est un combiné. Il atteste d'une tendance en voie de construction, en prise directe avec l'évolution des mentalités. C'est le résultat de votre enquête de terrain.

Vous devez rédiger le cas, c'est un travail d'écriture qui doit rendre vivant le portrait de la personne. Le cas construit est travaillé à partir des critères et de la théorisation : il doit d'abord déborder ces critères. Un cas n'intéresse que parce qu'il apporte de l'inédit. Le cas oblige à remuer la théorie et la modélisation prévues, c'est une mise à l'épreuve de l'objet théorique construit. Le commentaire qui suit la présentation du cas doit montrer jusqu'où la théorie est en quelque sorte « prise en défaut », en quoi elle est insuffisante pour comprendre ce cas.

➔ *L'interprétation*

Le savoir produit viendra non pas du cas, directement, mais bien de l'interprétation des régulations sur les critères et donc sur la théorie que le cas occasionne. Le chercheur doit donc maintenant conduire une interprétation de l'ensemble des résultats obtenus et retourner à du théorique : quels concepts sont nécessaires pour rendre compte aussi du cas rencontré ? Empruntés à qui ? Comment se calent-ils avec les autres concepts employés ? Il doit faire retour sur la taxonomie de critères : en quoi étaient-ils utiles, opératoires ou non ? Comment les libeller à présent ? Retour aussi sur le mode d'intervention dans le terrain : qu'ai-je appris en faisant ces entretiens, sur la conduite d'entretiens cliniques, sur ma propre posture... ? Dans quels travers suis-je tombé ? Ai-je su faire avec le transfert d'affectivité de mes partenaires ? Comment faire à l'avenir ?

Enfin, le chercheur doit se poser la question de l'utilité des résultats dans le milieu de la santé.

Exemple choisi en clinique des cas

Les dynamiques, aidantes ou pas, vécues par les jeunes de moins de 25 ans infectés par le VIH, dans l'observance des prescriptions médicales.

Identifier les sujets à rencontrer, les lieux à privilégier, les terrains de rencontre

Prenez des décisions. S'agit-il de s'intéresser à tous les jeunes de moins de 25 ans ? À ceux qui sont scolarisés ? Avec une activité professionnelle ou sans ? Vivant chez leurs parents ou pas ?... Des filles, des garçons ? Il est important de discerner les jeunes que vous allez rencontrer et d'expliciter comment vous vous y prendrez (et vis-à-vis de qui) pour conduire cette recherche.

Les lieux de vie sont donc utiles et nécessaires à identifier pour situer le sujet dans son histoire et son expérience de santé. Les terrains de rencontre avec le chercheur pourront être organisés sur ces lieux de vie ou à l'extérieur. Ici, nous ferons le choix de retenir les jeunes porteurs du VIH, de 18 à 25 ans, qui ne vivent plus chez leurs parents et qui ont une activité professionnelle au moins à mi-temps. Les structures associatives et hospitalières peuvent être des partenaires avec qui négocier l'annonce de votre recherche et les contacts préliminaires avec les jeunes répondant au profil retenu.

Élaborer un cadre d'écoute

Il paraît pertinent ici de se doter d'un référentiel sur les travaux déjà existants quant à l'observance, une théorie de la construction identitaire [1] du jeune adulte (voire le rapport à la Loi, à l'Œdipe), des plus récentes enquêtes sociologiques faisant état de l'accueil des jeunes séropositifs dans le monde du travail... des concepts sur le rapport au temps et à l'acceptation d'un verdict assigné à diagnostic vital. À partir de ce référentiel théorique pluriel, une liste de critères est à élaborer pour nommer les profils possibles, par exemple :

- des processus identitaires manifestés par un rapport très fort à la maîtrise des événements et la planification de toutes les activités, dont la médication, de la part de ceux pour qui les projets se traduisent en objectifs à court terme ;
- des processus psychiques manifestés par une rébellion forte et systématique vis-à-vis de toute autorité ou contrainte... ;
- des processus psychiques manifestés par des expériences antérieures de victimisation (« je n'ai jamais été aidé, compris... c'est la faute au système... et c'est encore pire maintenant... »).

[1] Dubar C., 1992 ; Dubar C., 2000 ; Lipiansky E.-M., 2002 ; Maalouf A., 1999.

L'entretien clinique

Dans ce cadre-ci, les entretiens peuvent être conduits individuellement avec chaque jeune ou par petit groupe. Pour ce faire, il sera proposé aux jeunes, par un contact formel qui peut être écrit, une date et un horaire de rencontre, en garantissant l'anonymat des entretiens et en spécifiant que ce sera un dialogue en groupe. Si des biais de transfert, de « coping » peuvent se produire, l'intérêt d'une telle stratégie est de pouvoir peut-être davantage mobiliser les jeunes sur votre invitation. L'annonce d'un dialogue en groupe peut également sécuriser les sujets. Le groupe doit alors être restreint (5 personnes par exemple) car les retranscriptions seront plus délicates à effectuer pour repérer qui parle. Dans ce cas, si le chercheur lance une question inaugurale pour amorcer l'échange, la suite des interactions peut davantage lui échapper s'il n'est pas vigilant quant à la conservation de l'objet de recherche ; c'est-à-dire qu'il veillera aux digressions flagrantes qui seraient difficiles à relier avec la problématique de la recherche.

Le lieu de l'entretien

Il sera négocié avec les structures par lesquelles vous avez pu entrer en contact avec les jeunes. Peut-être également que votre institut peut accepter d'être le lieu de rencontre pour votre recherche. Vous pouvez aussi vous rencontrer hors de toute institution : un café, un square... Une institution est un cadre qui peut rappeler, évoquer les cadres normatifs vécus par ailleurs : ce qui peut donc induire un type d'entretien et de discours par rapport à l'observance. Évitez tout de même d'effectuer ces entretiens chez vous ! En revanche, il est concevable, dans ce cas précis, de rencontrer les personnes à leur propre domicile.

Traduction systématique et continue des entretiens

La retranscription systématique et quasi immédiate des entretiens après leur passation vous permettra de vous familiariser avec le matériau retenu et évitera un effet d'« éloignement » de votre recherche dans votre travail de réflexion. Le temps étant toujours trop court... si vous attendez la dernière minute pour traduire les entretiens et les exploiter, cette étape souffrira d'un manque de recul et n'aura pas été nourrie par les différentes lectures que vous ne manquerez pas de faire à propos de votre problématique, régulièrement, pendant ce temps. De plus, il est méthodologiquement incorrect d'effectuer une seconde séance sans tenir compte de la première.
Pour rendre anonyme un entretien, plutôt que d'affecter au sujet un numéro, un code barre ou une initiale (Mme N..., M. B...), donnez-lui un prénom, un pseudonyme ; mieux : demandez-lui de le choisir. Codez le numéro de l'entretien ou de la séance (par exemple : Louise, S1).

Reconstituer la logique de chaque sujet, sa dynamique psychique

Dès la retranscription et au fur et à mesure des relectures des entretiens, pour chaque sujet, vous repérerez des thèmes, des formules, des détours... qui vous semblent signifiants et que vous essaierez de caractériser, de nommer progressivement. Pour cela, la retranscription sous forme tabulaire peut être une aide (**TABL. 31**). Ainsi, au fur et à mesure de vos lectures des entretiens, vous repérerez des reprises de la même idée en étant attentif aux variantes, vous affinerez la nominalisation des catégories que vous pourrez

TABLEAU 31 **Retranscription des entretiens**

RETRANSCRIPTION *IN EXTENSO* DE L'ENTRETIEN ET DES PAROLES DE CHACUN DES PROTAGONISTES - LOUISE S1	THÉMATIQUE, SUGGESTIONS… OBSERVATIONS LORS DES LECTURES RÉPÉTÉES DES ENTRETIENS
(Tirade du) chercheur	
(Tirade de) Louise	
Chercheur	
Louise	

relier aux modèles, concepts provisoirement retenus pour analyser et interpréter les *verbatim*.

Les croisements des entretiens et l'analyse de contenus signifiants

Confrontez les critères du cadre d'écoute avec les aspects qui se dégagent de vos commentaires.

Dans un premier temps, seront repérés et isolés, dans la totalité des entretiens, les passages signifiants pour l'objet de recherche. Repérez ce qui confirme la taxonomie de départ d'abord, puis ce qui la déborde. Vous pouvez présenter vos traitements comme indiqués dans le **TABLEAU 32**.

Dans un second temps, centrez-vous sur ces passages signifiants. Travaillez systématiquement et explicitement la description du contenu des messages, analyse thématique, analyse de l'énonciation, analyse de l'expression. Indiquez ce qui est travaillé avec le cadre d'écoute prévu et les concepts qui ont servi à nommer de nouveaux critères.

TABLEAU 32 **Présentation de ce qui confirme la taxonomie, puis de ce qui la déborde**

	PROFILS ATTENDUS	ÉTAYAGE INDICATIF AVEC DES PRÉLÈVEMENTS DU DISCOURS DE TOUS LES SUJETS
1. Confirmation de la taxonomie de départ	Processus identitaires manifestés par un rapport très fort à la maîtrise des événements et la planification de toutes les activités, dont la médication, ceux pour qui les projets se traduisent en objectifs à court terme	
	Processus identitaires manifestés par une rébellion forte et systématique vis-à-vis de toute autorité et contrainte	
	Processus psychiques manifestés par des expériences antérieures de victimisation	
2. L'imprévu : ce qui apparaît provisoirement hors champ, ce qui n'était pas prévu dans le cadre d'écoute	Marquage d'une culture religieuse très forte qui aurait à voir avec la conception de la santé du sujet	« Les médocs ça sert à rien si t'as pas une vie en harmonie avec le cosmos… » (Jeanne, S1)
	Importance de l'existence d'un compagnon, d'une vie de couple ou de célibataire ; réactivation des relations avec les parents	« Olivier m'aide beaucoup… il est pire que ma mère, le nez sur l'horloge, avant de me dire bonjour il regarde si j'ai tout pris mes gélules… » (Anne, S3)

La fabrication du cas

En l'occurrence, on pourrait s'attendre à voir apparaître deux cas : les caractéristiques du sujet observant les prescriptions et celles du sujet *non observant*. Outre l'aspect caricatural – et donc réducteur – d'une telle spécification, le cas peut être *virtuel*[1], désigner un sujet abstrait « présent un peu dans chacun des sujets rencontrés ». En fait, le cas sera composé de plusieurs critères dont tous ne sont pas identifiables chez une même personne, mais chacune portant un peu de ce cas. De toute façon, que le cas puisse être isolé chez un individu réellement rencontré ou sur l'ensemble des sujets, il importe de nommer ce cas, de le désigner. Ce pourra être : « *l'observant*, un sujet vivant en couple, rebelle et programmateur de son existence », signifiant par là que les sujets observants ne sont pas simplement obéissants à une injonction thérapeutique mais se caractérisent pas un fort esprit critique et revendicateur, essayant de maîtriser les événements qui leur échappent. Des êtres singuliers, composites... Le cas virtuel communique une tendance en train de se construire dans le corps social.
Le cas décrit doit l'être de façon vivante, comme si on avait affaire à une personne. C'est écrire une fiction, mais contextualisée, incarnée.
Vous devez maintenant conduire une interprétation de l'ensemble des résultats obtenus et retourner à du théorique, sans oublier d'interroger votre comportement dans les entretiens.

Le dispositif de la clinique des situations

Choisir une problématique de recherche appropriée

La clinique des situations s'intéresse à l'activité d'un sujet dans un agir professionnel mais on peut aussi l'employer pour étudier des séquences d'activités de la vie ordinaire liées à une pathologie ou un handicap, des séquences d'éducation à la santé... L'activité est tout ce que fait l'acteur à l'occasion de la réalisation d'une tâche, en situation, y compris lorsqu'il pense la situation. C'est à la fois le *penser, l'éprouver*, le *dire* et le *faire*. L'agir est engagement total du sujet parce qu'il touche à sa construction identitaire : on agit avec ce qu'on est, avec ce qu'on se raconte de soi, avec l'image de soi où interagissent les autres. Ce que fait le sujet ne peut se réduire à une succession de prises de décisions rationnelles dans des protocoles d'action consciemment conduits. L'histoire du sujet s'infiltre partout – et donc sa créativité.

Les séquences étudiées comportent donc *des actions* réalisées, conscientisées, prescriptibles ou non ; ces actions s'agencent dans *des actes* (c'est l'agir organisationnel[2], l'organisation signifiante des actions) et l'activité propre au sujet qui traverse le tout. Toute activité est incarnée dans un sujet-corps phénoménologique et est dépendante d'un imaginaire social, signe d'une vie psychique dont on ne peut faire l'impasse. La clinique des situations travaille à rendre intelligible ce qui dans l'agir se fait à la frange de la conscience, du « spontané », du non-réfléchi.

[1] Kristeva, 1991.
[2] Maggi B., 2003.

Le premier travail du chercheur consiste donc à choisir un type de tâches répertoriées ou bien identifiables, pour lesquelles on a un protocole d'actions mais dont on ne sait rien de l'activité du sujet, de ce qu'il mobilise pendant qu'il utilise le protocole (ses doutes, ses motifs, ses appréhensions, ses certitudes, ses normes...). L'activité conduite est toujours un écart, une réorganisation, une appropriation par rapport à ce qui est dicté dans le référentiel des actions. L'essentiel de l'activité est le travail des valeurs professionnelles incarnées dans le sujet.

Le but de la recherche est la mise à jour et l'intelligibilité :

- *des savoirs agis*, ancrés dans l'expérience, fruits d'un travail à partir des normes sociales existantes que le sujet négocie en fonction de ce qu'il est, de ce qu'il croit bon de devoir faire à un moment précis ou de ce qu'il ressent comme faisable ;
- *des concepts pour agir*, qui constituent un système de références possibles pour un sujet donné et dépendent de son éducation. Ils lui permettent, parce qu'ils sont convoqués dans l'acte, de s'orienter sans avoir besoin d'arrêter le cours de l'action ;
- *des significations sociales communes*, propres à une culture, incluses presque sans le savoir, dans l'acte. Ce sont des signes établis, disponibles, lisibles et décodés par l'acteur, sans y réfléchir, avec le goût de l'immédiateté ;
- *des figures identitaires et des postures* que l'acteur emprunte pour tenir son rôle social ;
- *des ingéniosités* mises en actes par le sujet, des compétences incarnées et qui relèvent de deux grands types de pensée pour agir :
  - *des habiletés prudentes* pour « faire avec » les obstacles, arriver aisément à ses fins, « taper juste et au bon moment », saisir l'occasion favorable (pensée dite « du Kaïros » [1]),
  - *des tours habiles* : diverses « ruses » (pensée dite « métis » qui consiste à se donner toujours pour autre que ce que l'on est, pour arriver à ses fins [2]). Ce sont des *ingéniosités* auxquelles les praticiens ont recours pour mettre en scène *le motif* de la situation (le pour quoi on est ensemble), pour instaurer un champ potentiel communément partagé avec l'autre, espace d'intimité protégée en même temps qu'espace de jeux réciproques, là où l'application du protocole existant s'avère insuffisante, là où il n'y a pas de procédure préétablie.

Le chercheur peut choisir sur lequel ou lesquels de ces ingrédients de la situation va porter son travail de recherche avant d'être sur le terrain, ou attendre les premières rencontres pour le décider. Ce sont les objets qu'il va étudier.

Encore une fois, vous ne pouvez pas fixer au préalable le nombre de séances nécessaires, pas plus que le nombre de sujets, mais vous devrez rendre compte de vos choix. De même que pour la clinique des cas, vous devez choisir précisément le type de sujets intéressant votre travail et prévoir une fourchette temporelle et le moment le plus propice pour intervenir.

Le cadre d'écoute

Ici aussi, la théorie peut être empruntée à n'importe quelle discipline. Le

[1] Trédé M., 1992.

[2] Détienne M., Vernant J. P., 1974.

chercheur peut partir avec un ensemble de critères sur les objets qu'il a décidé d'étudier dans les situations attendues, ou se donner des critères au fur et à mesure qu'il travaille ce qu'il récolte. Il est utile mais non indispensable d'avoir une idée préconçue sur les liens entre les objets étudiés, elle peut se construire au cours des épisodes de terrain. Cette « hypothèse » ici n'est pas de même type que l'hypothèse expérimentale. Elle ne suppose pas *a priori* des rapports de causalité mais peut porter sur n'importe quel type de rapport entre les éléments (rapport de contradiction, rapport d'opposition, rapport de complémentarité de transfert, etc.).

Les rencontres cliniques

Tout ce qui a été dit plus haut sur l'entretien clinique individuel ou de groupe est valable ici.

De plus, d'autres types de situations de collectes de données sont disponibles. Ce ne sont pas non plus de simples techniques de recueil, elles demandent, comme l'entretien clinique, un souci d'empathie, d'ouverture à l'autre. Le sujet rencontré est celui qui véritablement fait un chemin, apprend sur lui-même et son fonctionnement, qui découvre ses richesses et son savoir-faire. Il s'agit ici de provoquer un processus d'évaluation par le sujet lui-même de ce qu'il fait. Le chercheur peut donc utiliser la vidéoscopie. Il filme des situations réelles puis il fait visionner le film à différentes personnes : le sujet qui a conduit la séquence, des pairs, des subordonnés, des supérieurs, etc. : tous ceux qui croient savoir ce que le premier a fait et avoir quelque chose de pertinent à en dire. Il peut prendre ces « témoins » dans le cercle du sujet ou à l'extérieur. Ce que le chercheur analysera, ce sont les commentaires, les réactions qui sont aussi filmées.

- On appelle « autoconfrontation croisée »[1] le fait de mettre ensemble le sujet qui se regarde faire et un témoin, qui doivent commenter ensemble le film de départ.
- On parle d'« instruction au sosie »[2], pour un jeu de rôle qui consiste pour le sujet à dire à quelqu'un d'autre tout ce qu'il y a à faire, comme si l'autre allait le remplacer.
- On peut aussi décrypter des passages clés et les donner à lire et à commenter aux « témoins » et enregistrer ce qu'ils en disent.
- Une autre stratégie encore, lorsqu'il n'est pas possible de filmer ou d'enregistrer, est de demander à chacun des acteurs de relater par écrit la scène, la situation vécue. C'est sur ce matériau que le chercheur fera réagir les témoins.

Ce qui importe dans l'utilisation de ces différentes techniques, c'est l'anamnèse à conduire : ce qu'il faut obtenir, c'est que le sujet revive, revoit, ravive la scène passée.

Les traitements

Les traitements se font ici aussi au fur et à mesure des séances et lorsque les entretiens sont déclarés terminés par le chercheur, comme dans la clinique des cas. Le chercheur doit organiser, sélectionner le matériau essentiel et le traiter. Ce traitement sur le ou les types d'ingrédients de la situation qui ont été choisis comme objets d'étude, participe de ce qu'on appelle une « élucidation clinique », c'est dire que c'est

[1] Clot Y., Faïta D., Fernandez G., Scheller L., 2001.

[2] Clot Y., 1999.

un travail long, d'approches plusieurs fois recommencées, de la vérité du sujet.

Il s'agit d'abord de cerner la dynamique d'un sujet, puis de croiser tous les entretiens et mettre à jour des catégories d'ingrédients trouvés. Ce qui a été dit de l'analyse de contenus est aussi utilisable.

Il s'agit également d'analyser les entretiens ou les films de départ pour en sortir le dispositif mis en place par chaque sujet et d'isoler des blocs signifiants qui *font situation*, c'est-à-dire déterminer des épisodes avec un début et une fin, découpés dans une durée qui les dépasse. Seul l'épisode qui fait situation sera étudié en détail, car tout épisode ne peut pas être appelé situation. La situation s'organise autour d'un événement.

• L'événement est un élément qui organise la situation. L'événement fait irruption dans le cours de l'activité et bouleverse le cours de l'action entreprise. Il est imprévisible et reconnu après l'action conduite ou réalisée, il est comme un pic dans un chemin forestier.

• L'événement peut être lu comme déclenchant un *moment* dans lequel quelque chose d'important, d'essentiel pour le futur, arrive. Cet important n'est pas à réduire systématiquement à la mise à jour d'un objectif à atteindre. Ce moment n'est pas forcément déclaré comme tel, quand il arrive. Le chercheur suppose qu'à partir de là un autre chemin, inconnu, s'est profilé.

Quand le chercheur présente au sujet ces situations dans une séance suivante (soit écrites, soit visualisées) l'événement permet au sujet de cristalliser, de faire exister pour lui quelque chose de lui-même en train d'agir. S'ouvre l'occasion pour le sujet d'une perlaboration, un « décantement », une « concrétisation » singulière qui va transformer ses savoirs agis en savoirs d'expérience. Le repérage de situations (savoir ce qui a « fait situation ») permet donc au sujet d'apprendre, de produire les savoirs complémentaires nécessaires à l'atteinte du bien-être au travail, et pas seulement d'en rester aux savoirs antécédents. Le sujet, se voyant faire, produit un commentaire pour s'entendre sur la lisibilité de l'un ou l'autre des objets utilisés dans la situation. Et c'est parce que l'agir devient une *fiction organisée* que le sujet qui l'interprète peut y apprendre quelque chose. Toute situation étudiée devient donc *une situation d'apprentissage*. C'est aussi *cet appris dans l'entretien de recherche* qui intéresse le chercheur. Le chercheur ne doit pas oublier que travailler sur le sens des situations permet « de comprendre comment l'activité fait histoire [1] » pour ce sujet. Il s'agit pour le chercheur de cerner ce que le sujet met en jeu dans les situations retenues, de faire des catégories d'objets en lien avec la théorie et de retenir des indicateurs signifiants qui explicitent les discours obtenus et étoffent ou non « l'hypothèse » ou la question de recherche.

En revanche, les catégories que vous établissez portant sur l'ensemble des entretiens, sont transverses à la spécificité des sujets ; elles constituent un *répertoire* attaché au type de tâche choisi. Tous les sujets n'ont pas parlé ni montré tous les ingrédients des situations étudiées. Demandez-vous en quoi cela est indicatif d'une manière d'être particulière à un sujet donné, qu'elle est sa créativité particulière par rapport aux autres sujets. Nommez

[1] Schwartz Y., 2000, p. 46.

son *style*[1] d'être dans l'agir, le profil qui le caractérise, voire même le cas qu'il incarne (vous bifurquez alors sur la clinique des cas). Vous décidez si vous lui en parlez ou non : ne l'influencez pas, car faire valider les résultats par les sujets eux-mêmes est une sage précaution ; proposez-leur les catégorisations des objets que vous avez construites et demandez-leur s'ils sont d'accord pour qu'on les regroupe ainsi. Vous ne leur parlez que du contenu de leur entretien, et non des ingrédients que vous avez pu identifier chez d'autres sujets.

Enfin, comme dans la clinique des cas, vous devez faire parler les sujets sur ce qu'ils ont appris sur eux-mêmes et sur leur travail avec vous.

Ne confondez pas le traitement des ingrédients qui donne les résultats, et l'interprétation de ces résultats.

L'interprétation

Le travail est sensiblement le même que pour la clinique des cas.

Il s'agit de retourner à la théorie et à « l'hypothèse » ou à la question de recherche et de produire des éléments de régulation théoriques : être attentif à l'imprévu. Par exemple, convoquer une autre théorie ou un autre concept rendu nécessaire par ce qui déborde le cadre d'écoute prévu. Le fait de convoquer une autre théorie n'est pas s'apercevoir que l'on n'avait pas pensé à telle ou telle théorie. C'est bien à partir de l'analyse du matériau, de ce qui est imprévu, qu'une théorie se fait nécessaire. C'est la convocation de cet élément théorique imprévu qui renouvelle, régule le cadre d'écoute, la question et la problématique.

Il faut réfléchir à sa posture et à ses propres apprentissages.

Éventuellement, posez ce que l'on appelle une « hypothèse explicative » ; en fait, ce peut être une thématique, une problématique, une question de recherche, pour une recherche à venir. Cette suggestion inédite résume toute la régulation théorique et serait le point de départ d'une autre recherche conduite dans n'importe quelle méthode.

Exemple choisi en clinique des situations

Vous vous intéressez aux différentes façons dont les soignants vulgarisent leur discours médical lors de contacts avec la famille, face à un événement dramatique. Précisément, sera considéré un service de réanimation où doit être annoncé le décès de la patiente à un membre de la famille.

Nous choisissons d'étudier *les savoirs agis*, ancrés dans l'expérience des soignants, fruits d'un travail à partir des normes sociales existantes, des « protocoles » que le sujet négocie en fonction de ce qu'il est, de ce qu'il croit bon de devoir faire à un moment précis, ou de ce qu'il ressent comme faisable.

Identifier les sujets de la recherche

On considère ici que l'annonce du décès à la famille est une tâche entrant dans l'exercice infirmier, une scène emblématique du métier. Il est hors de question de chercher à identifier au préalable qui sera le sujet pertinent pour une telle recherche, mais il s'agira de présenter la situation, de l'identifier par un certain nombre d'éléments : circonstances, lieu de l'annonce (couloirs, bureau...), membres de l'équipe en présence, âge,

[1] Clot Y., Faïta D., 2000.

sexe, pathologie initiale de la patiente... nature des liens de la patiente avec les membres de la famille présents lors de la rencontre avec l'équipe. Le chercheur ne s'est pas trouvé là au moment crucial, il n'a pas vécu lui-même la situation d'annonce, il s'intéresse à la façon qu'ont les gens de la vivre.

Le cadre d'écoute

Ce qui est signalé pour le cas clinique est valide ici aussi. Pourraient être retenues une théorie de la communication, une théorie des rituels d'interactions sociales [1], du deuil, une théorie sociolinguistique.

Les rencontres cliniques

Il ne peut être question, dans ce contexte, de filmer ni d'enregistrer et de pouvoir ensuite utiliser ce matériau. Dans ce cas, une stratégie peut consister à faire raconter la scène, à la faire écrire, par chacun des soignants présents. Ce matériau reconstitué peut alors devenir un support prétexte pour faire parler chacun des soignants, lors d'entretiens individuels, sur ce type de situation professionnelle. Les retranscriptions, présentées de façon croisée, seront également anonymées. Pour des motifs de faisabilité, le témoignage des membres de la famille ne sera pas recueilli.

Le traitement

Nous avons donc ici deux types de matériau : les récits réalisés dans un premier temps, puis les entretiens enregistrés : des commentaires à propos des récits des soignants qui auront été exploités.

Les analyses systématiques pourraient porter sur les deux types de matériau, mais le récit écrit n'est qu'un prétexte pour faire parler les professionnels sur leurs modalités d'action implicites. Il faut donc faire l'analyse pour chaque entretien, identifier les situations, puis croiser les prélèvements significatifs pour tous les entretiens :

- délimitez les épisodes de la situation (à quel moment de l'hospitalisation, de la journée...), les attitudes, les gestes, les mimiques, la proximité corporelle, les formules qui permettent de repérer le début et la fin de la situation. Par exemple, pour le début de la situation, l'infirmier étant sur le seuil du bureau, allant au-devant de la famille, s'adresse à l'un d'eux (préciser lequel), sans sourire, et dit : « Ah ! Vous êtes là... j'allais vous appeler... ». La description se poursuivra jusqu'à l'épisode de clôture des scénarios mis en scène par chaque soignant dans cette situation-là ;
- identifiez l'événement : par exemple, le moment où la famille va comprendre de quoi il s'agit... Ce peut être un geste de l'infirmière qui peut « faire événement » : un regard, un toucher (la main sur l'épaule...), c'est rarement un mot seul... Ce peuvent être également les modes de réaction de la famille qui expriment que le message a été compris : cris, main sur la bouche, repli... ;
- n'oubliez pas de vous servir de cet exemple, dans la séance suivante, pour faire parler le soignant sur « pourquoi il fait ça », est-ce qu'il aurait pu faire autre chose... ? Quels sont ses modèles implicites de ce qu'il convient de faire ? Quel écart a-t-il réalisé entre ce qu'il pense devoir être fait et ce qu'il a fait ? Pourquoi a-t-il fait ainsi, ce jour-là ? Fait-il toujours pareil ?

C'est dans ce discours-là que le chercheur va identifier les savoirs de réfé-

[1] Goffman E., 1974.

rence, les significations sociales liées à la situation. Pourront être identifiés : la conception – plus ou moins dramatique – de la mort pour le soignant, son modèle du deuil, son modèle théologique ou cosmogonique. De ce système de références, vécu comme évident, naturel, normal, par le soignant, vont être dégagés dans les séances suivantes, avec son aide, les savoirs agis. Par exemple, le soignant qui au premier regard, déduit que la famille appartient à une ethnie, à une religion, une culture, une civilisation (Nord-Sud) et va immédiatement trouver des formules, des gestes adaptés pour entrer en contact avec eux ; à plus forte raison quand le soignant a déjà rencontré la famille : toute une série d'indices ont été décodés pour trouver une façon d'entrer en contact avec eux. « Avec eux, je sais que je peux m'y prendre comme ça et je sais que ça je ne peux surtout pas le faire – les prendre dans les bras... ». Ce sont les normes antécédentes qui sont vécues comme déjà là, intériorisées.

Dans les séances suivantes, le chercheur doit faire parler les soignants sur des situations où ce décodage implicite n'a pas fonctionné, non seulement pour leur faire dire pourquoi mais pour leur faire dire aussi comment ils ont trouvé un scénario de remplacement ou de compensation, *in situ*. De nouveaux savoirs vont apparaître.

Ce n'est pas un cas de sujet qui est fabriqué ici mais une catégorisation des savoirs, à propos des types de situations professionnelles ; mais rien n'empêche de caractériser le style des sujets. Le cadre d'écoute porte autant sur les règles de la situation que sur les manières de penser et d'agir des professionnels en présence :

- utiliser ici les techniques des témoins, du sosie, des confrontations croisées... ;
- lister tous les savoirs recueillis dans tous les entretiens, les organiser, les catégoriser et avoir recours aux théories convoquées pour les confronter, et certainement en convoquer d'autres puisque, ici aussi, on s'intéressera en priorité à ce qui déborde la théorie de départ ;
- réfléchir à sa posture et à ses propres apprentissages ;
- éventuellement, poser ce que l'on appelle une « hypothèse explicative ».

Exercices pour s'entraîner

Voici deux exercices que nous vous proposons, dans le but de vous entraîner à construire un dispositif de recherche en méthode clinique. Le premier se situe en clinique des cas, le deuxième en clinique des situations[1].

Exercice 1 : clinique des cas

Vous vous intéressez aux sentiments développés par les parents qui ont un enfant hospitalisé en néonatologie. Votre question est : quelles projections les parents font-ils sur l'implication des soignants dans les soins quotidiens à leur enfant ?

1. Quelles dispositions prendriez-vous pour aller sur le terrain ?

....

....

....

2. Quel est le type de sujets à étudier ?

....

....

....

[1] Les réponses sont données au chapitre 6.

3. Avec quelles références construiriez-vous le cadre d'écoute ?

....

....

....

4. Anticipez-vous des profils attendus possibles ?

....

....

....

5. Quelles sont les différentes tâches à réaliser après l'enregistrement des entretiens ?

....

....

....

Exercice 2 : clinique des situations

Vous vous intéressez à l'accueil des familles des personnes âgées hospitalisées et à ce qui se joue dans les confidences que font les enfants de ces personnes âgées aux soignants : comment les soignants utilisent-ils ces informations ?

1. Quel est le type de sujets à étudier ?

....

....

....

2. Quelles dispositions prendriez-vous pour collecter le matériau ?

....

....

....

3. Quel type d'ingrédient de la situation pouvez-vous étudier ?

....

....

....

À vous maintenant : régulation de la démarche de recherche

La régulation de votre démarche peut s'élaborer selon le TABLEAU 33.

Tableau 33 Régulation de ma démarche de recherche : l'élaboration d'un dispositif en méthode clinique

Date	Décrire la difficulté rencontrée	Prendre une résolution et agir	Qu'est devenu l'obstacle, la difficulté rencontrée ?	Répercussions sur mon projet	Ce que j'ai appris en tant que chercheur

UN DISPOSITIF SELON LA MÉTHODE DE L'*ETHNOS*

Repères dans l'histoire de la recherche en *ethnos*

On regroupe sous le terme de « méthodes de l'*ethnos* » des pratiques de recherches initiées :

- en anthropologie [1] : science qui travaille à réunir les connaissances sur l'Homme dans sa globalité ;
- en ethnologie : discipline qui s'intéresse à l'étude de l'organisation sociale des peuples, des ethnies, à leur culture [2].
- en ethnographie [3], qui désigne aujourd'hui la partie de recherche de terrain qui consiste à recueillir par enquête directe des traces écrites sur la façon de vivre de groupes sociaux identifiés.
- en ethnométhodologie : groupe de chercheurs en rupture avec la sociologie déductive trop centrée à leur avis sur les hypothèses et le référentiel du chercheur. Ils veulent au contraire rapporter comment les groupes sociaux donnent sens à leur monde (par des règles appelées les « ethnométhodes » [4]) dans leur vie quotidienne, sans interférer sur ces éléments d'organisation.

Ces recherches s'intéressent à l'*ethnos*, c'est-à-dire *au sentiment d'appartenance à un groupe social* identifié, aux rituels et aux marquages identitaires qu'ils s'imposent pour être reconnus membres de leur tribu.

L'*ethnos* en santé étudie les modes de vie de groupes ayant en commun par exemple la même maladie, la douleur, la vie avec un handicap. On y observe comment le groupe vit au quotidien, quelle culture il met en place. Le groupe peut être géographiquement localisé ou dispersé et n'exister que dans la tête de ses membres.

Les modalités du dispositif

Choisir une problématique de recherche appropriée

Le but du chercheur est bien d'exhiber comment les groupes sociaux *règlent* les rapports quotidiens de leurs membres. Le groupe choisi doit donc exister antérieurement à l'arrivée du chercheur. Les membres se désignent eux-mêmes comme appartenant à une communauté. Ils fabriquent pour cela des signes plus ou moins affichés qui leur permettent de se faire reconnaître (les « marquages identitaires »). Ils pratiquent des rituels, des cérémonies, des manières d'être ensemble qu'ils imposent, transmettent y compris sans le savoir, comme des évidences, aux nouveaux membres pour les initier ; d'où l'idée de se faire passer pour un futur membre pour pouvoir apprendre ces règles. Et en tous cas, il est absolument nécessaire de côtoyer d'assez près la tribu et les membres qui portent la mémoire du groupe, de partager leur existence quotidienne, complètement ou non, mais de toute façon s'immiscer dans le groupe pour l'entendre de l'intérieur. La problématique de recherche permettra donc de rapporter *des activités ordinaires* qu'il faut accomplir pour être considéré comme membre, et dans ces activités, comment se

[1] Rivière C., 1999 (1995).
[2] Erny P., 1991 (1981).
[3] Lapassade G., 1990, pp. 119-131.
[4] Coulon A., 1987.

construit le sentiment d'être des leurs, la sensation d'appartenir à ce groupe précisément, à une culture.

Il est difficile quand on n'a aucune connaissance de la tribu d'anticiper un objet d'étude, et le chercheur peut très bien attendre d'être avec elle pour en décider. Mais parfois, il peut chercher à savoir qui sont ces gens et comment ils vivent, grâce à des récits de personnes les ayant côtoyés, à des rapports d'anciens membres qui ont quitté la communauté ou à des textes produits par les membres eux-mêmes. Ces éléments peuvent permettre de préciser quel type de règles on va étudier : les habitus [1], les rituels [2], les marquages.

On appelle *habitus* l'ensemble de techniques, de façons de faire devenues routinières et naturelles. Dans l'habitus, la fonctionnalité, l'efficacité de la technique fonde sa justification (« il faut le faire comme ça pour être efficace, pour être reconnu valable, par exemple comme un adulte ou une femme »). Alors que *le rituel,* lui, *signifie :* c'est un bloc de procédures répétitives, organisées par rapport à un signifiant symbolique très fort (« il faut passer par ça pour devenir ceci, ou pour obtenir le droit de faire cela, pour occuper telle position dans le groupe »). L'argumentation qui fonde un rituel, c'est l'effet sur l'Autre (une transformation attendue) et pour le groupe puisqu'il participe de la cohésion du groupe.

Les marquages sont l'ensemble des signes que les membres de la tribu se donnent, s'infligent, se prescrivent pour être reconnus par les autres comme membres de cette tribu. Parmi les marquages identifiables, on peut distinguer : le langage (notamment les mots-clés et mots de passe), l'apparence : l'habillement, la coiffure, le port de bijoux, les tatouages, les emblèmes – du pin's jusqu'à la scarification – ; la manière d'occuper l'espace et de tenir son corps (pensez au port de tête et à la démarche de la danseuse). Certains marquages sont psychiques : un certain rapport à la maîtrise, à l'autorité, à la soumission au chef peut être distinctif d'une tribu ; le degré d'autonomie et de dépendance (la tolérance à la promiscuité chez les patients en psychiatrie, les détenus...), marquages qui peuvent souvent se manifester par des restrictions de l'agir : les sujets disent « ça, je ne peux pas, c'est pas possible... ». Ces marquages psychiques sont ici retenus comme des indicateurs *du sentiment d'appartenance à un groupe particulier*, ces marquages sont valorisés et prégnants. Ce qui est dit avec ces marquages, la justification de ces comportements est faite pour signifier l'appartenance (alors qu'en clinique, ces signes seront considérés comme des modes de réaction très souvent défensive pour se protéger, pour continuer à vivre et éventuellement assumer un trauma).

Élaborer un cadre de réception

L'objectif du chercheur est de développer sa réceptivité, pour voir et entendre le maximum de choses. Il doit donc travailler à « rester étranger » pour pouvoir être surpris par ce qui se passe. S'il est trop familier, les choses lui paraîtront trop naturelles et il ne cherchera pas à les questionner. C'est pourquoi il ne cherche pas à se doter au préalable d'un cadre théorique précis, seuls quelques mots-clés de la problématique

[1] Bourdieu P., 1982.

[2] Eliade M., 1965 ; Eliade M., 1959.

peuvent être travaillés en listant toutes leurs acceptions possibles, sans en choisir aucune. C'est l'occasion de travailler à mettre à jour un « réseau sémantique ». Pour ce faire, prenez les mots-clés de la problématique ; cherchez à les caractérisez, y compris dans leur histoire : de leur étymologie [1] jusqu'à aujourd'hui, en distribuant leurs significations dans les champs sémantiques (droit, militaire, santé, économie...). Mettez en évidence les liens entre les mots-clés et d'autres mots que vous appelez pour les comprendre.

Prenons un exemple : si vous vous intéressez à une problématique qui comporte le mot « territoire », vous devez logiquement, par association d'idées, étudier un premier groupe de mots autour de la dimension de l'espace : « frontière, borne, limite, clôture (protéger ses frontières), ouverture, passage, douane »... Ensuite, la dimension du temps : « reculer les limites, retracer les frontières, l'inéluctable : la mort », ce qui peut déboucher sur l'idée de « tracé non définitif, négocié », de « ligne séparatrice durement gagnée » (notamment après une bataille). Puis la dimension du symbolique : c'est à la fois l'idée de « ce qui sépare de l'autre » et « ce qui met en contact avec l'autre » (comme la peau) ; l'idée du « dedans » et du « dehors » avec les attitudes défensives (c'est par exemple la notion de clôture identitaire, de caractère). Chaque idée, signification, approche notionnelle réclame d'être référée à des auteurs, eux-mêmes inscrits dans des champs disciplinaires. Ce travail des mots ne sert pas à filtrer ce que vous allez observer sur le terrain, ni à le décoder, mais à pouvoir le questionner, à vous décentrer de vos *a priori*, à prendre conscience de la diversité des significations existantes pour être attentif à la créativité des gens de terrain. Ce que vous cherchez n'est pas de confirmer ce travail sur les mots, ni de faire rentrer les gens dans des catégories de sens préalable, mais au contraire vous cherchez la façon particulière qu'ont ces gens-là, dans cette tribu, d'attribuer des significations à ces mots.

Il s'agit aussi de se défaire de tout *a priori*, [2] de tout jugement sur ce que les gens font, et qui les différencient. Le chercheur doit donc à la fois voir les différences et les accepter comme étant les réponses de ce groupe-là pour exister en tant que groupe, pour chercher à faire dire le sens, les significations des choses vues ou entendues. Le chercheur négocie l'entrée sur le terrain choisi, le plus discrètement possible de façon à voir le fonctionnement « comme s'il n'était pas là » par moment et, à d'autres moments, il faudra pouvoir avoir accès aux membres qui peuvent expliciter le pourquoi de ce qu'on fait. Votre statut de stagiaire vous permet d'imaginer des scénarios pour vous rendre étranger en terre connue. Vous pouvez argumenter de la nécessité de votre mémoire pour annoncer un thème très large, une

---

[1] Il est nécessaire de consulter un dictionnaire étymologique de la langue française.

[2] Ce qu'on appelle « théorisation ancrée » (Glasser & Strauss, 1967) ou *Grounded Theory* (GT) privilégie « une approche inductive par laquelle l'immersion dans les données empiriques sert de point de départ au développement d'une théorie sur un phénomène et par laquelle le chercheur conserve toujours le lien d'évidence avec les données de terrain » (Guillemette, 2006, p 32-33). Il s'agit principalement d'une technique de traitement des données par catégorisation de façon itérative avec le recueil de données passant par des hypothèses intermédiaires consignées dans des mémos et validées au fur et à mesure du recueil. Les catégorisations successives formalisées permettant d'aboutir à une architecture appelée « théorie ». On passe par des schémas, des formalisations, des structures pour mettre au jour les concepts issus du terrain, considérés *a priori* comme la vérité des acteurs de terrain. La confrontation aux théories existantes en vue de leur régulation peut être faite dans une étape ultérieure. « Les concepts surgissent du terrain, puis sont contrôlés et recontrôlés. » (Lapassade, 1990, p. 127.)

préoccupation professionnelle sans dévoiler entièrement l'objet de la recherche. Ceci rendra légitimes d'éventuelles rencontres individuelles complémentaires (« vous êtes le petit nouveau qui n'a pas bien compris » par exemple, qui a été « intéressé particulièrement par telle ou telle de vos pratiques », ou le futur professionnel qui envisage de travailler dans ce service ou ce type de service...).

Pratiquer l'observation sous toutes ses formes et notamment « l'observation participante »

Vivre avec eux, au milieu d'eux, comme eux, en prenant part à leurs activités tout en essayant de retenir ce qui se fait et de comprendre pourquoi, c'est *l'observation participante*. Pour faciliter le discours sur les activités, si possible prendre la posture du « petit qu'on éduque ». Mais ce n'est pas toujours possible. Aussi le chercheur peut-il être à plein temps inclus dans le groupe ou bien ne venir que partiellement. Il peut être plus ou moins externe, mais son travail consiste de toute manière à voir et à entendre, et donc à observer puis à poser des questions sur le pourquoi et le « au nom de quoi » il est fait ainsi. De même, il est parfois inacceptable sous peine de se voir rejeté, de prendre des notes pendant ce temps, ce qui n'exclut pas la tenue impérative d'un journal de recherche, même en cachette, dans lequel le chercheur écrira ce qu'on a fait, et qui a dit quoi sur *ce faire* singulier. Des choix sont sans cesse à faire dont il faudra rendre compte.

Essayer d'être au bon endroit au bon moment est le souci permanent du chercheur sur le terrain : les discussions peuvent être informelles ou provoquées par le chercheur, parfois même il peut faire remplir un questionnaire ou demander à un membre d'écrire le récit de sa vie dans le groupe. La vidéoscopie peut être utilisée. Attention, le chercheur ne s'intéresse pas aux individus comme personnes, mais à leur fonction, à leur rôle dans le groupe !

Traiter les traces conservées

➔ *Au fur et à mesure du passage sur le terrain*

Décrivez d'abord tout ce à quoi vous avez participé, puis des idées vont naître pour organiser ces éléments écrits, vous allez faire des liens. Des raisons données vont faire apparaître des commentaires. Le journal de recherche sert aussi à analyser le matériau recueilli et sélectionné. On ne peut pas vraiment parler d'« hypothèse » mais des éléments vont se connecter et vous devez au fur et à mesure essayer de trouver d'autres éléments qui vous permettent de conserver tel ou tel lien plutôt qu'un autre. Décrivez aussi les effets de vos expériences vécues dans ce groupe sur vous, vos impressions, vos doutes. Tout ce travail doit cerner l'objet de la recherche, le construire. Le chercheur doit adapter ses stratégies de collecte à ce qu'il lui est possible de faire dans cette tribu.

➔ *Reconstituer la logique du groupe, au retour du terrain*

C'est là que la théorisation s'impose : pour organiser les traces rapportées du terrain ; il s'agit d'abord de faire des catégories d'activités, de gestes codés, de signes émis autour du phénomène choisi, puis de formaliser leurs liens et les conditions de leurs variations pour comprendre ces rapports sociaux organisés et les sentiments sur lesquels ils fonctionnent. Le théorique vient fonder vos catégories. Les catégories dépendent des concepts convoqués par le chercheur.

Les résultats de la recherche porteront soit sur le sentiment d'appartenance, soit sur les marquages émis, soit sur les rituels ou habitus, ou sur les trois dimensions.

Le compte rendu de recherche peut comporter en annexe le journal *in extenso*. Il peut être présenté de façon chronologique, comme un récit de voyage, ou réorganisé pour faire apparaître l'objet de recherche. Mais de toute façon, il comporte :

- la description du passage dans le terrain ;
- le décryptage du sens attribué par les membres à ce qui a été rapporté ;
- le détour théorique qui fonde les catégories et les liens proposés ;
- le sens que les membres attribuent et les commentaires du chercheur.

Réorganisez vos traces sur les éléments suivants en tenant compte des différents moments :

- négociation de l'accès au terrain ;
- arrivée dans le groupe ;
- implantation dans le groupe ;
- phases de crise, de surprise qui rompent avec le cours quotidien des choses ;
- phase de séparation avec le groupe et de clôture de l'épisode de terrain (en laissant « une porte ouverte » parce qu'il vous sera peut-être nécessaire de revenir pour des compléments d'enquête, ou d'autres après vous viendront faire de la recherche – n'épuisez pas les terrains, pas de politique de la terre brûlée !).

On doit comprendre tout ce qui a été fait par le chercheur dans le terrain. Les événements sont tout au long discutés en regard de la posture du chercheur au cours de la recherche, de son intégration dans le groupe, du travail sur son implication, des surprises et des crises vécues, et lors de sa sortie du terrain.

L'interprétation

Le travail s'appuie sur les références théoriques introduites. Il peut déboucher sur une « hypothèse interprétative » qui pourrait être le point de départ d'une autre recherche dans une autre méthode. Les résultats bien que spécifiques à ce groupe pourraient servir à comprendre le fonctionnement d'autres groupes plus ou moins proches. Essayez de voir en quoi le transfert des résultats sur un autre groupe serait fécond, d'en sortir des principes plus abstraits qui pourraient permettre d'utiliser ces résultats ailleurs, en tenant compte d'un nouveau contexte. La perspective anthropologique peut être le point final du travail : le travail d'interprétation proposant un ou des principes essentiels du fonctionnement de tout groupe social humain.

Exemples choisis

Exemple 1

Les manières de « faire l'accueil » des patients, par les IADE, lors d'une intervention chirurgicale (entretien préalable, arrivée et départ du bloc opératoire).

➔ ***Choisir une problématique de recherche appropriée***

C'est une problématique qui relève de l'*ethnos*, puisque ici il va être considéré que les IADE sont une tribu, un groupe professionnel socialement marqué par sa formation, son lieu d'exercice et ce que l'on a l'habitude d'appeler une culture (« la culture de l'anesthésie »).

➔ ***Pertinence du choix des sujets***

Les sujets étudiés sont les IADE d'un ou plusieurs blocs opératoires d'un établissement de santé, qui ont le sentiment de constituer une équipe distincte, de se distinguer des autres infirmières (même si elles sont en lien avec leurs collègues) et qui prennent en charge des patients depuis l'entretien préopératoire jusqu'à l'arrivée au bloc. Elles évoquent fréquemment la spécificité de leur travail. On va donc s'intéresser à la manière dont elles organisent ces particularités.

Le nombre d'IADE ainsi que le nombre de prises en charge de patients, par IADE, ne peut être connu à l'avance. Vous pouvez cependant fixer une durée approximative pour votre observation et choisir une période de l'année qui facilitera votre travail (évitez le mois d'août pour cet exemple).

➜ *Élaborer un cadre de réception*

La problématique sera abordée du point de vue des habitus de cette tribu. La négociation à conduire devra considérer les temps où les IADE rencontrent les patients pour l'entretien préalable à l'intervention et le moment même de l'intervention : entrée dans le bloc opératoire et dans la salle d'intervention. Vous pouvez profiter d'un stage hospitalier dans un service de chirurgie pour développer une stratégie d'implantation du dispositif de l'*ethnos* dans le groupe des IADE.

Possibilité 1

Vous ne pouvez pas compter sur un stage en bloc opératoire pour vous introduire dans la tribu.

Vous devez négocier votre présence lors des entretiens préalables à une intervention chirurgicale, ainsi que votre présence au bloc opératoire lors des interventions de ces patients, auprès du cadre de santé du bloc opératoire et de celui du service dans lequel vous êtes en stage. Vous pouvez prendre comme prétexte de suivre des patients qui vous sont confiés dans ce stage. Vous serez alors dans une posture d'intégration externe, davantage périphérique.

Possibilité 2

Une autre possibilité serait d'être en stage au bloc opératoire, en tant que stagiaire du bloc. Vous aurez l'opportunité de suivre l'IADE sur l'ensemble de la préparation du patient par l'IADE, et d'être en observation participante lors des interventions au bloc. Vous serez alors dans la posture interne d'observation participante.

➜ *Pratiquer l'observation sous toutes ses formes et notamment « l'observation participante »*

Quelle que soit votre posture (plus ou moins périphérique), pendant les entretiens préalables, sous prétexte de tenir le dossier du patient, de recueillir le questionnaire de préparation à l'anesthésie, vous avez toute latitude de noter ce qui se passe. En ce qui concerne l'observation de l'accueil au bloc et en salle d'intervention :

- possibilité 1, vous êtes toujours en observation externe ;
- possibilité 2, vous pouvez être en observation participante.

De toute façon, vous tenez votre journal de bord en transcrivant les étapes de ce qui se passe :

- la façon de faire des IADE, avec le patient, avec le matériel, leurs déplacements dans la salle, leur positionnement les uns par rapport aux autres autour de la table d'opération ;
- les gestes, les regards, les paroles qui reviennent, les formules systématiques... adressés aux collègues (IADE, IDE, instrumentiste), au médecin anesthésiste, au chirurgien et aux patients ;

• ce dont la signification n'est pas évidente de prime abord pour vous (ce qui nécessitera une explicitation).

Autrement dit, vous notez tout ce que fait, dit et signifie une IADE et que ne ferait pas une personne étrangère au bloc opératoire (technicien, puéricultrice...).

Réservez un espace, une colonne (dans votre journal de bord) pour vos impressions, les idées qui vous viendraient... toute remarque que vous pourrez ensuite reprendre dans vos observations et dans les échanges avec les IADE. Vous devrez continuer vos observations jusqu'à ce que vous apparaissent des rituels, des façons de faire plus ou moins routinières, plus ou moins conscientes, qui demanderont à être complétées par des rencontres individuelles. Dans ce cas précis, il faudra considérer d'une part les rituels des IADE (en ce qui concerne l'accueil des patients) entre eux et par lesquels ils signifient leur appartenance à un groupe spécifique, des rituels assignés au patient – et aux autres membres du bloc – par lesquels ils leur signifient qu'ils ont affaire à des IADE.

➔ ***Traiter les traces conservées***

Au fur et à mesure du passage sur le terrain

Faites apparaître, dans l'ensemble des traces recueillies, isolez, distinguez ce qui relève des habitus, des rituels, donnez-leur un nom, caractérisez-les. Pendant ce travail d'organisation de votre matériau, c'est l'occasion d'avoir des discussions plus ou moins informelles avec les IADE, et notamment ceux qui ont la mémoire du groupe (les anciens). Dans un premier cas, « j'ai pas compris ce qu'on a fait à tel moment, expliquez-moi » ; dans un second cas, « je crois avoir compris : est-ce que j'ai bien compris ? ». Vous demandez à la fois un commentaire, une justification de ce qui a été fait et vous faites valider ce qui a été vu. Dans tous les cas, il faut arriver à poser la question « qu'est-ce que ça signifie pour vous en tant que IADE ? ». Il est fort possible que les premières réponses que vous obtiendrez soient peu fécondes, du type : « on a toujours fait comme ça ». N'en restez-pas là ! Essayez subtilement d'aller plus loin, de pousser à l'argumentation en disant « et si moi je faisais autrement, ça ferait quoi ? ».

Au retour du terrain

Tout dépendra de la théorie, et de la collecte des éléments concrets observés que vous retiendrez pour proposer une formalisation de la logique du groupe. Il en va de même pour l'interprétation qui va suivre.

Exemple 2

Les enjeux de territoires professionnels pour les équipes médico-sociales en maison de santé : en quoi et comment ce nouveau type d'équipe professionnelle « fait tribu » ?

➔ ***Choisir une problématique de recherche appropriée***

C'est une problématique qui relève de l'*ethnos* : nous allons nous intéresser aux marquages identitaires d'une équipe de soins pluridisciplinaire (infirmier, psychologue, cadre de santé, kinésithérapeute, travailleur social). Il s'agit d'étudier comment chacun de ces corps se répartit le territoire de l'équipe, et quels conflits cela génère entre eux et pour eux-mêmes. C'est-à-dire que la recherche se centrera sur les marquages identitaires à la fois pour chaque corps professionnel et à la fois pour l'entité équipe.

➔ *Pertinence du choix des sujets*

Les sujets étudiés sont tous les membres professionnels de la maison de santé, qui ont le sentiment de construire une culture commune.

➔ *Élaborer un cadre de réception*

Assurez-vous que vous aurez accès aux moments où les gens font équipe : par exemple les réunions de travail, les réunions de synthèse, de bilan ; non pas pour écouter ce qui se dit, mais pour entendre comment chacun est porteur d'un cadre de lecture et apporte une lecture particulière mais complémentaire aux propos de l'autre. Est-ce que tous les points de vue particuliers, de tous, sont repris, retenus, entendus ? Est-ce qu'ils se construisent un langage commun, distinct de leur spécificité disciplinaire ? Prévoyez un temps d'échange avec les uns et les autres, individuellement, pour compléter vos observations de groupe.

Dans ce cas précis, vous pouvez travailler les mots-clés de la problématique pour fonder les catégories, territoires, frontières, limites, en vous appuyant sur des éclairages issus de disciplines différentes.

- Anthropologie : Levi-Strauss (1955), Fischer (1989).
- Psychologie : Wallon (1954), Freud (1967), Anzieu (1991).
- Étologie : Timberghien (1967), Lorenz (1970).
- Géographie : Le Berre (1992).
- Politique et juridique : Foucault (1993).

Attention, ce travail sémantique ne constitue pas ici un cadre théorique qui demanderait à être confirmé ou infirmé !

➔ *Pratiquer l'observation sous toutes ses formes et notamment « l'observation participante »*

Si vous êtes stagiaire dans cette structure, vous pourrez conduire une observation participante pendant les temps de réunion mais également sur d'autres temps informels, et vous serez attentifs aux moments où les personnes se parlent en tant que :

- « nous, l'équipe du service » ;
- « nous, les psychologues » ;
- « nous, les infirmières » ;
- etc.

➔ *Traiter les traces conservées*

Au fur et à mesure du passage sur le terrain

Vous devrez :

- décrire, organiser le matériau recueilli dans votre journal de recherche, par spécialité professionnelle d'une part et, d'autre part, ce qui est des marquages de l'équipe ;
- vous servir des faits saillants pour les rencontres suivantes ; ces rencontres seront davantage centrées sur les marquages d'une spécialité, et d'autres sur les marquages de l'équipe, il s'agit à chaque fois de faire produire un discours explicatif sur l'utilité de ces marquages ;
- noter aussi au nom de quoi sont émis ces marquages, ce qu'ils signifient pour chacun dans la tribu et pour l'équipe (quel rôle s'attribuent-ils ? Quelle position par rapport au pouvoir, à la pérennité de la tribu ? Quels liens avec les valeurs affichées dans l'équipe ? Quels liens avec l'histoire, la mémoire, les « pères fondateurs » de la structure ?...).

Au retour du terrain

Tout dépendra de la théorie que vous allez convoquer maintenant sur la signification des marquages, et donc de la collecte des éléments concrets observés que vous retiendrez pour proposer une formalisation de la logique du groupe. Il en va de même pour l'interprétation qui suivra.

Exercices pour s'entraîner

Voici deux exercices que nous vous proposons, pour vous entraîner à construire un dispositif de recherche en méthode de l'*ethnos*[1].

Exercice 1

Vous vous intéressez aux adultes alcooliques. Vous souhaitez plus particulièrement identifier l'importance de la participation à des groupes d'aide sur l'élaboration d'un sentiment d'appartenance aux groupes des alcoolo-dépendants.

1. Quelles seraient vos stratégies pour entrer dans le groupe à étudier ?

....

....

....

2. Quels sont les écueils à éviter ?

....

....

....

3. Sur quels critères choisirez-vous les personnes auxquelles s'intéresser plus particulièrement ?

....

....

....

4. Qu'allez-vous étudier : les marquages, les rituels, les habitus ?

....

....

....

Exercice 2

Vous vous intéressez aux personnes âgées en maison de retraite. Vous souhaitez décrire les façons qu'ont ces personnes de se positionner dans le groupe, en identifiant la distribution des rôles et des figures qui se constituent ainsi que leur signification dans la construction de ce nouveau « petit monde ».

1. Quelle attitude allez-vous essayer de tenir ?

....

....

....

2. Sur quoi devez-vous vous interroger pour que l'accès à ces personnes soit le plus facile possible ?

....

....

....

3. Quelle procédure de recueil de données allez-vous privilégier ?

....

....

....

À vous maintenant : régulation de la démarche de recherche

La régulation de votre démarche peut s'élaborer selon le **TABLEAU 34**.

[1] Les réponses sont données au chapitre 6.

TABLEAU 34 Régulation de ma démarche de recherche : l'élaboration d'un dispositif en méthode de l'*ethnos*

DATE	DÉCRIRE LA DIFFICULTÉ RENCONTRÉE	PRENDRE UNE RÉSOLUTION ET AGIR	QU'EST DEVENU L'OBSTACLE, LA DIFFICULTÉ RENCONTRÉE ?	RÉPERCUSSIONS SUR MON PROJET	CE QUE J'AI APPRIS EN TANT QUE CHERCHEUR

Conduire la recherche : travailler avec le terrain

4

Le chercheur et les acteurs du terrain

Toute recherche est une intervention qui n'est pas anodine, ni pour les acteurs, ni pour le chercheur, c'est un dérangement par rapport au quotidien. Pour cela, il est nécessaire de prendre des précautions, de poser des règles pour ne pas créer de perturbations qui seraient préjudiciables tant pour le service que pour votre travail. Aller sur le terrain ou travailler dans un terrain en tant que chercheur implique le respect de certains principes déontologiques. Certains de ces principes tiennent au fait que le chercheur va chez les autres, il intervient dans le cours habituel du terrain, il a donc la même déontologie que les consultants.

- Il est tenu au *respect des personnes* : il respecte les droits, l'intégrité, les convictions et la sécurité de toutes les personnes concernées. Il s'interdit d'exercer tout abus de confiance. Il s'interdit également de révéler l'origine nominative des informations ou opinions recueillies et s'engage à respecter le secret professionnel.
- Il doit aussi faire preuve d'*indépendance*, d'*impartialité* et d'*intégrité* : il ne doit pas exister de lien de subordination entre le chercheur et les gens de terrain qu'il étudie. Il doit veiller à maintenir son libre-arbitre dans une relation de confiance. Il doit exercer son travail de chercheur avec compétence, conscience, indépendance, et respecter dans cet exercice les principes de loyauté aux intérêts du terrain. Il est soucieux du métier, des usages, de la culture et des contraintes de l'institution dans laquelle il travaille.

N'oubliez pas que c'est vous qui avez besoin de la collaboration des acteurs de terrain : celle-ci n'est pas donnée d'avance, c'est un réel travail que de l'obtenir. Votre recherche n'est pas intéressante *a priori* : c'est à vous d'en faire voir l'intérêt et d'identifier, de demander, dans la négociation, les coûts et les bénéfices potentiels pour le terrain.

Vous devez alors travailler votre posture*.

Vous êtes un apprenti chercheur : vous n'êtes ni le contrôleur des bonnes pratiques, ni un expert en soins. Vous n'êtes pas là pour poser des jugements, ni pour résoudre les problèmes des autres à leur place. Vous n'êtes ni le journaliste clandestin (caméra cachée !), ni l'espion en mission secrète. Vous êtes étudiant en soins infirmiers dans un institut, et mandaté pour réaliser une tâche qui participe de l'initiation à la recherche.

La recherche est une prise de risques, c'est une aventure où on s'expose aussi en tant que sujet : on part à la rencontre d'autres réalités, d'autres façons de voir le monde. Vous devez vous préparer à l'imprévu : il n'y a aucune raison pour que le terrain se plie à vos désirs, il se produira toujours de la surprise. Conduire une recherche n'est pas appliquer un dispositif sur un terrain de façon mécanique, mais travailler à partir de ce que le terrain est, et avec des acteurs dotés aussi de stratégies.

Les consignes de votre institut par rapport au terrain peuvent être listées comme le montre le **TABLEAU 35**.

À LA RENCONTRE DU TERRAIN : NÉGOCIATION

À présent, votre dispositif de terrain « idéal » est élaboré selon les principes de la méthode de recherche choisie et il a été validé par votre directeur de mémoire, qui outre son rôle d'accompagnateur est aussi garant de la qualité des apprentissages réalisés à l'occasion du TFE. Il est aussi, en tant que guidant, responsable de la conformité de la démarche aux critères de scientificité ainsi que de la déontologie professionnelle. Il faut à présent vous faire ouvrir les portes du terrain, des services... pour vos investigations.

Négocier avec les référents institutionnels du terrain, c'est savoir communiquer, se positionner, écouter l'autre (son point de vue sur la recherche, sur le dispositif...) et argumenter votre projet jusqu'à obtenir une entente soutenable par les deux parties. Négocier ne signifie pas s'enfermer dans un planning bouclé une fois pour toutes.

Qu'avez-vous à négocier ?

- Pouvoir vous déplacer dans l'institution.
- Rencontrer les personnes qui intéressent votre recherche.
- La période d'intervention la plus favorable par rapport à la disponibilité des acteurs et du chercheur.
- L'accès à des documents, des archives.
- La participation à des tâches, des réunions.
- La passation de questionnaires, la conduite d'entretiens, l'observation de pratiques, la vidéoscopie, en fonction de votre dispositif.

TABLEAU 35 Repérer les consignes de votre IFSI par rapport au terrain de recherche

	Ce qui vous est imposé	Comment le travailler ? (Indiquez les références d'un livre, de cours)
Thème		
Objet		
Question		
Dispositif		
Outils		
Terrain, population		
Recueil		
Traitement		
Interprétation		
Régulation théorique		
Régulation de la démarche		

Que pouvez-vous garantir ?
• Le respect des personnes, de la structure institutionnelle, des règles de la déontologie professionnelle.
• L'anonymat des documents, des propos rapportés, des observations effectuées.
• La rigueur méthodologique.
• Ne pas agir sans le consentement des acteurs pour toute activité de recherche.

Quel contrat (verbal ou écrit) établir ?
Ni marchand ni juridique, un contrat est une convention qui permet d'expliciter l'engagement de chacune des parties envers l'autre.
• La durée de la recherche : le début et la fin de la présence sur le terrain.
• Un calendrier de rapports intermédiaires pour réguler les actions respectives, quitte à modifier le contrat convenu par un avenant.
• La diffusion du TFE : il n'est pas obligatoire de fournir le mémoire entier mais il doit être indiqué où ce mémoire sera accessible.
• Les conditions d'arrêt de la recherche, au gré de l'une ou de l'autre des parties, étayées par une argumentation.

Avec qui négocier ?
De la hiérarchie, vous avez à obtenir une autorisation. La négociation se fait avec le supérieur hiérarchique le plus proche du terrain qui vous accueille (cadre de proximité dans un service, cadre supérieur pour les liens entre plusieurs services, etc.).

• Prenez rendez-vous avec le responsable hiérarchique du ou des établissements qui vous intéressent. Que faut-il lui dire ?

• Présentez-vous, ainsi que votre institution de référence. Vous allez mettre en place une démarche qui engage l'institut dans laquelle vous êtes.

• Exposez les modes d'action sur le terrain : qu'allez-vous faire ? Qui avez-vous besoin de rencontrer ? Vous n'êtes pas obligé de lui livrer ensemble « problématique-hypothèses-dispositif », etc. ! Vous pouvez être conduit à communiquer les outils de la recherche : questionnaire, trame d'entretien... à la hiérarchie si elle le demande.

• Convenez des éléments du contrat.

À vous maintenant : régulation de la démarche de recherche

La régulation de votre démarche peut s'élaborer selon le **TABLEAU 36**.

TABLEAU 36 Régulation de ma démarche de recherche : la rencontre avec le ou les terrains de la recherche

DATE	DÉCRIRE LA DIFFICULTÉ RENCONTRÉE	PRENDRE UNE RÉSOLUTION ET AGIR	QU'EST DEVENU L'OBSTACLE, LA DIFFICULTÉ RENCONTRÉE ?	RÉPERCUSSIONS SUR MON PROJET	CE QUE J'AI APPRIS EN TANT QUE CHERCHEUR
	L'institution me refuse l'accès au terrain. J'avais prévu des entretiens avec les patients, le cadre me le refuse	Je renégocie. Je vais voir le cadre supérieur. Je change de terrain		Je modifie mon dispositif de recherche. Je change de lieux selon mon outil ou la période	

Être avec le terrain

À ce stade de la recherche, vous avez :

- une problématique ;
- un cheminement méthodologique prévu ;
- un dispositif de terrain validé par les deux institutions.

N'oubliez pas que vous allez sur le terrain pour en rapporter des données à partir desquelles vous aurez à fabriquer des résultats : pas de familiarité excessive, soyez professionnel.

Pour vous, travailler avec le terrain c'est vous positionner comme apprenti chercheur et non comme futur pair. Rappelez-vous qu'il ne s'agit pas seulement de *vouloir* prendre de la distance pour travailler son processus de distanciation. Ce processus est double, c'est un rapport dynamique : distanciation/implication, à l'œuvre à tout moment de la recherche, en particulier sur le terrain. Vous risquez sans cesse d'être englobé dans le terrain au-delà de ce que vous pensiez et de perdre votre regard extérieur ! Ne prenez pas parti. N'entrez pas dans les querelles, s'il y en a. Ne devenez pas le confident des uns ou des autres.

Pensez à utiliser votre journal de recherche pour noter, de manière confidentielle, les prises au dépourvu, les doutes, tout ce qui a à voir avec votre objet mais qui n'est pas obtenu du fait de votre dispositif, vos impressions, les inférences que vous faites, les analogies que vous établissez... Dans ce travail avec le terrain, quelle que soit la méthode de recherche, vous devez provoquer une rencontre avec des personnes, patients et professionnels.

Attention : les rendez-vous peuvent être différés ou annulés par l'un des acteurs ou du fait d'un événement dans la vie d'un service ! Notez tous ces éléments dans votre journal, ils peuvent devoir être signalés dans le mémoire.

Travailler avec le terrain, c'est considérer les acteurs comme *des partenaires* dans la recherche, quelle que soit la méthode. Un critère de réussite de l'intervention du chercheur qui ne bouscule pas le terrain mais qui se greffe sur le changement déjà là, est que les acteurs ont le sentiment d'avoir appris quelque chose sur leurs pratiques, sur eux-mêmes, sur leur corps professionnel. De même, le chercheur continue à apprendre aussi, du terrain : il apprend à être chercheur.

Vous devez mettre fin au travail dans le terrain, savoir vous arrêter. La récolte des données pourrait continuer sans fin, mais ne filez pas à l'anglaise. Quelle que soit la méthode, ne cessez pas brutalement les relations avec le terrain, ne partez pas sans annoncer la fin ou l'interruption du travail.

La régulation de votre démarche peut s'élaborer selon le **TABLEAU 37**.

Travailler à partir du terrain : exploitation, interprétation, réorientation de la problématique

L'exploitation des données peut se faire dans la même période que le travail avec le terrain : « je vais dans le service, le lundi, le soir, j'exploite les données, le lendemain j'y retourne ». Quelle que soit la méthode de recherche, il n'y pas de période où on ne fait que du recueil : exploiter les informations au fur et à mesure, c'est ce qui permet de réguler, de modifier les éléments du dispositif.

Tableau 37 **Régulation de ma démarche de recherche : être avec le terrain**

Date	Décrire la difficulté rencontrée	Prendre une résolution et agir	Qu'est devenu l'obstacle, la difficulté rencontrée ?	Répercussions sur mon projet	Ce que j'ai appris en tant que chercheur
	Les patients de mon échantillon ne sont plus volontaires. Il y avait une crise dans le service, je n'ai pas pu réaliser l'observation prévue. Le cadre de service dit que je ne fais pas suffisamment de techniques de soin	Je négocie à nouveau. Je replanifie la passation des outils		Prise de retard : échéancier à revoir. Revoir mon dispositif de recherche	

Il s'agit de tirer parti des informations recueillies, par des analyses partielles, progressives. Catégorisez vos données au fur et à mesure : les catégories ne sortent pas d'un chapeau, elles dérivent du cadre théorique retenu. Cependant, elles peuvent nécessiter la révision du cadre théorique.

Comment dégager des résultats de l'exploitation des données ?

Exploiter n'est pas la même chose qu'interpréter : les données s'exploitent ou se traitent, les résultats s'interprètent. Le choix des techniques ou des outils qui permettent de passer des données aux résultats dépend de la méthode de recherche. Les résultats se construisent en confrontant les données à l'état des savoirs théoriques sur la question, au cadre conceptuel. Rappelez-vous que la recherche a pour visée de produire des éléments de régulation théorique : n'a statut de résultat que ce qui va permettre de réguler le cadre théorique de départ ou celui convoqué dans la phase d'exploitation. L'interprétation, c'est le sens des résultats par rapport à une théorie, dans une théorie de référence.

La régulation de votre démarche peut s'élaborer selon le **TABLEAU 38**.

TABLEAU 38 **Régulation de ma démarche de recherche : l'exploitation et l'interprétation des données**

DATE	DÉCRIRE LA DIFFICULTÉ RENCONTRÉE	PRENDRE UNE RÉSOLUTION ET AGIR	QU'EST DEVENU L'OBSTACLE, LA DIFFICULTÉ RENCONTRÉE ?	RÉPERCUSSIONS SUR MON PROJET	CE QUE J'AI APPRIS EN TANT QUE CHERCHEUR
	Je ne sais pas quel test statistique utiliser pour traiter les données. J'ai des questionnaires inexploitables. J'ai perdu les données (problème d'ordinateur)	Retourner sur le terrain (si vous en avez encore le temps)		Je rédige une analyse critique de ma démarche	

De la construction du produit de la recherche à la soutenance du travail

Mettre en ordre pour rendre intelligible son propos

Vous disposez, au terme du travail, de plusieurs fichiers déjà écrits ; par exemple :

- la problématique pratique ;
- la problématique méthodologique ;
- les étayages théoriques ;
- un fichier de citations ;
- vos fiches de lecture ;
- le dispositif de terrain ;
- l'exploitation des données (catégorisation, analyse) ;
- les résultats et leur interprétation ;
- une bibliographie ;
- etc.

Maintenant, il ne s'agit pas de compiler, de coller, de juxtaposer tels qu'ils sont les différents fichiers, même s'ils ont été validés en leur temps. *Un travail de réécriture* est indispensable. Il va consister à structurer le compte rendu de la recherche, c'est-à-dire : organiser, réduire, rendre intelligible, mettre en relief certains éléments, faire apparaître un fil rouge, reconstruire une cohérence pour communiquer la recherche.

Écrire le compte rendu de la recherche n'est pas raconter sa démarche de recherche, en suivant pas à pas les étapes par lesquelles vous êtes passé.

Écrire le compte rendu de la recherche n'est pas raconter : ce n'est pas écrire un roman, ni un article journalistique, ni recopier son journal de recherche. Vous vous adressez à une communauté professionnelle et scientifique. On attend de vous une langue spécifique. Évitez toute figure de style, toute emphase, tout effet littéraire. N'abusez pas des métaphores. Évitez les jeux de mots.

Écrire le compte rendu de la recherche n'est pas suivre pas à pas les étapes par lesquelles vous êtes passé : vous devez recomposer, mettre en liens en vous pliant aux consignes de votre institut. C'est maintenant qu'il faut travailler le plan et le sommaire.

Le plan est fait pour faciliter le travail du lecteur. Il faut donc recréer une logique qui permette au lecteur de comprendre par où vous êtes passé pour en arriver là. Il s'agit bien d'une logique d'exposition du travail et non pas de restitution de la démarche faite. La progression des idées doit passer par un enchaînement logique, des liaisons évidentes. N'oubliez pas de faire des conclusions partielles, de faire le point à plusieurs reprises tout au long du texte (où en est-on ?).

Les différentes parties doivent être équilibrées : en construisant le plan, vous réorganisez vos matériaux, notamment en décidant de ce qui doit être dans le texte et ce qui doit être en annexes. N'oubliez pas que vous êtes limité en nombre de pages et que vous avez formaté votre dossier aux normes données par votre institut. Ne gardez pour le texte final que ce qui est indispensable pour comprendre comment vous êtes passé d'une question de recherche à l'interprétation des résultats. Il y a des lectures que vous avez faites et que vous n'utiliserez pas. Ce que vous avez déjà écrit devra vraisemblablement être revu, filtré pour donner le mouvement vers les conclusions de la recherche. Pour rendre logique la lecture de votre travail, vous pouvez être conduit à réécrire vos premiers jets.

Tous les titres contenus dans le sommaire doivent être exactement ceux contenus dans le texte, les intitulés doivent rendre compte du contenu et de la progression de vos idées. Ces intitulés doivent être explicites, courts, résumer le contenu des paragraphes signifiants, en nommer l'essentiel. De la même façon qu'on ne va pas à la ligne à chaque phrase, on ne met pas un titre à chaque paragraphe.

La formulation des titres du sommaire n'est pas la reprise des étapes de la démarche de recherche. Donc, évitez autant que possible des titres non signifiants tels que : « problématique pratique », « méthodologie », « cadre conceptuel »... Essayez de trouver un titre qui rende compte précisément de votre objet de recherche et de l'évolution de son approche.

Évitez les titres se voulant originaux et qui ne sont qu'obscurs et souvent de mauvais goût (exemples : « Je te tiens, tu me tiens par la barbichette » pour dire que le soignant est pris entre deux obligations ! Ou bien « L'entre deux-mères » pour traduire une relation duale entre la mère d'un enfant hospitalisé et la fonction dite maternante du soignant) !

La formulation du titre du mémoire doit être la plus succincte et indicative possible, reflétant bien le contenu du mémoire. Le titre reprendra les mots-clés de la problématique ou la question de recherche (ce qui permettra d'emblée de repérer la méthode de recherche utilisée). On peut distinguer deux types de formulation : une formulation affirmative et une formulation interrogative :

- *Une formulation affirmative* peut contenir les termes de la problématique :
  - « de l'autoévaluation du patient à l'évaluation externe du soignant : une prise de décision », mais ce titre n'indique pas la méthode ; cette même formulation affirmative peut indiquer la méthode de recherche choisie : « l'influence de la forme des échelles visuelles analogiques dans l'évaluation de l'anxiété des patients » : la méthode expérimentale est indiquée ;
  - « la relation de l'infirmier au jeune suicidant lors de son accueil : un rite de passage » : la méthode de l'*ethnos* est suggérée.
- *Une formulation interrogative* peut également contenir les termes de la problématique et indiquer la méthode choisie :
  - « quelle prise en compte des états émotionnels dans l'accompagnement du patient au bloc ? » (méthode clinique).

Évitez les titres se voulant accrocheurs, comme pour les intitulés de chapitre, par exemple : « un ange passe... », « le rouge et le noir » ; ces titres-là ne disent rien de la problématique de recherche, ni sur le champ de la recherche, ni sur les acteurs, ni sur la méthode.

L'introduction et la conclusion se rédigent en dernier temps. Elles n'apportent aucune donnée complémentaire, ce sont des synthèses, des résumés qui, pour l'introduction, annoncent la problématique, la méthode de recherche et le cadre conceptuel travaillé, mis en liens (sans en faire une énumération, sinon il suffit de lire le sommaire !). La conclusion reprend les éléments essentiels de l'interprétation des résultats et leur reproblématisation.

En aucun cas on ne commence ni on ne finit son travail par une citation – encore moins par un proverbe – mis en exergue.

De la même façon, *les remerciements*, s'il en faut, ne doivent pas être une liste de l'ensemble des membres de votre famille ou des enseignants. Vous pouvez manifester votre gratitude envers les personnes de terrain qui vous ont reçu ou une personne qui vous a particulièrement aidé, que vous nommerez et pour lesquelles vous indiquerez explicitement de quelle nature a été l'aide qu'elles vous ont apportée.

Malgré les avancées technologiques qui rendent l'usage informatique attrayant, ce type de produit exige de la sobriété : *évitez les fantaisies typographiques* (police de caractères excentrique, jeu de couleurs, insert d'images ou de caractères spéciaux sans utilité...). De même, *la couleur du papier de couverture et la reliure* doivent être le plus sobre possible.

Il est d'usage de fabriquer une *quatrième de couverture* (c'est le dos du document). C'est une fiche technique qui est utile pour le centre documentaire puisqu'elle comporte un résumé d'une demi-page et quelques mots-clés. Le résumé présente succinctement la problématique de recherche, le cadre théorique, signale la méthode de recherche (éventuellement les outils, la population) et l'intérêt des résultats. Elle doit être précise et succincte. Les mots-clés sont en nombre restreint (pas plus de cinq), ce ne sont pas obligatoirement les mots du titre. Ces mots-clés servent à la documentaliste pour faire des catégories de mémoire et, pour le lecteur, ils servent à choisir un mémoire en fonction de ses centres d'intérêt.

Pour *la correction de la langue* (orthographe, syntaxe), il est indispensable de se faire aider en faisant lire son travail. Quand on est l'auteur d'un texte, on ne voit plus ce que l'on a l'habitude d'appeler pudiquement des coquilles : erreurs de frappe, tournures de phrases maladroites, des sauts de page mal positionnés, ou des erreurs de mise en page. Un lecteur externe, qui n'est pas pris dans la recherche, apportera un regard neuf, naïf, qui vous permettra de repérer les endroits obscurs de votre texte.

PRÉPARER LA SOUTENANCE

Soutenir, c'est aussi défendre ! Il s'agira pour vous, dans cette épreuve, de présenter brièvement votre travail afin de le soumettre à un débat constructif. La façon dont vous vous tiendrez pendant le débat sera forcément interprétée par le jury comme préfigurant le professionnel que vous deviendrez. Tout compte, tout est signifiant : votre présentation vestimentaire, votre aisance à communiquer à l'oral, votre gestuelle. Par exemple, ne tournez pas le dos au jury, ne vous cachez pas derrière votre feuille ou le vidéoprojecteur.

Il n'y a pas de plan type pour présenter l'oral, référez-vous là aussi aux consignes données par votre institut ; cependant, quelles que soient les consignes, une soutenance se prépare ;

nous pouvons vous indiquer des pistes de travail.

• Laissez « décanter », prenez du recul.

• Dans un premier temps, mettez votre écrit de côté, ce qui ne vous interdit pas de lire des articles, de continuer à lire sur le sujet, sur l'actualité des travaux sur ce thème.

• Faites lire votre travail par des personnes extérieures au champ professionnel... pour localiser les endroits qui paraissent peu clairs ou sujets à discussion. Votre jury aura peut-être repéré les mêmes points de débat.

• Dans un second temps, effectuez une relecture de votre travail comme si c'était quelqu'un d'autre qui l'avait écrit. Annotez au fur et à mesure, sur votre production, ce qui vous satisfait, ce qui ne vous satisfait plus, ce que vous voulez absolument valoriser, ce que vous pensez être essentiel, les points que vous aborderiez différemment aujourd'hui.

• Résumez chapitre par chapitre, tirez de votre résumé les différentes idées dans l'ordre du texte. Soyez le plus bref possible. Vous avez maintenant l'essentiel de ce qu'il faut dire à l'oral.

• Évitez de rédiger de nouveau, conservez le style télégraphique, réorganisez ces idées en un plan.

• Demandez-vous ensuite si, en un schéma ou deux, vous ne pouvez pas visualiser votre démarche avec simplement quelques mots-clés placés dans l'espace d'une page ou deux. Ces schémas devront être commentés à l'oral mais n'écrivez pas votre commentaire pour l'apprendre par cœur. En revanche, vous pouvez le lire et vous enregistrer, noter quelques idées et recommencer jusqu'à ce que « cela coule tout seul », jusqu'à ce que rien qu'en voyant le mots-clés vous sachiez ce qu'il vous faut dire, en gros, à peu près et non pas au mot près. La soutenance est un oral, il est exclu que vous lisiez un texte, ou que vous récitiez une litanie. Vous communiquez avec votre jury.

À la fin de votre exposé, il est attendu de vous un « compte-rendu » et une « analyse critique », « une régulation » de votre travail. Vous pouvez présenter ceci séparément, ou le dire point par point. Faire une analyse critique : être lucide sans se mortifier ! Servez-vous des tableaux « Régulation de ma démarche ».

• Mettez en relation (pour chaque partie de votre production) les critères de votre démarche de recherche avec les critères de la méthode retenue.

• Dégagez les passages intéressants qu'aujourd'hui vous développeriez encore autrement, ou pour lesquels vous avez d'autres arguments.

• Dans la perspective d'une autre recherche sur le même sujet, en quoi aurait-il pu être intéressant de s'y prendre autrement, et comment ?

• Préparez la conclusion en mettant en avant les points particuliers sur lesquels vous souhaiteriez qu'il y ait débat, sans forcer la main au jury.

• Préparez *des supports pour votre exposé :* si le cahier des charges le permet, préparez à la fois le plan, les idées et deux ou trois éléments sur une diapositive projetée.

• Ne photocopiez jamais une partie rédigée de votre travail comme support de la communication ; en revanche, vous pouvez réexploiter un schéma, un tableau extrait de votre mémoire et que vous avez vous-même construit.

• Toute formalisation (tableau, schéma) sur transparent ou support papier doit être économe en mots, évidemment lisible (de loin) et sera un appui pour votre exposé.

• Chaque mot, chaque schéma est un support pour développer votre argumentation : entraînez-vous à gérer le temps de l'exposé en vous chronométrant, en vous enregistrant, en faisant des simulations y compris avec quelqu'un de votre entourage, jusqu'à ce que les mots viennent naturellement. Vous avez donc, pour finir, une ou deux feuilles avec le plan apparent et les idées, de préférence sous forme de mots-clés, pour chacune des parties de votre exposé, et des supports rangés dans l'ordre de leur passation. Le reste est dans votre tête.

SOUTENIR SON TRAVAIL

L'exposé

Les pistes de travail sont les suivantes.
• Ne lisez pas la trame que vous avez préparée, ne la récitez pas non plus : parlez !
• Gérez le temps tout en prenant le temps (ne donnez pas l'impression de vouloir vous débarrasser rapidement de la chose).
• Veillez à la tonalité, au rythme, au débit de votre voix.
• Évitez toute citation d'auteur.
• Regardez le jury.
• À la fin de l'exposé, concluez explicitement.

La discussion

Ces conseils pourront certainement vous aider.
• Écoutez le jury et triez (dans tout ce qui vous est dit) ce qui est une question à laquelle vous devez répondre.
• Notez la ou les questions du jury sur une feuille prévue à cet effet.
• Le jury n'attend pas forcément de vous une réponse par oui ou par non, mais davantage que vous sachiez débattre, travailler la question en la reliant à votre production.
• Dans le cas où un membre du jury vous pose une série de questions, vous n'avez pas forcément à y répondre dans l'ordre mais à les réorganiser, faire des ensembles pour les travailler.
• Vous devez suffisamment connaître votre écrit pour savoir éventuellement retrouver rapidement, dans le mémoire, le passage sur lequel vous appuyer.
• Évitez de faire entendre au jury que vous pensez qu'il ne vous a pas lu ou pas compris.
• Vous n'avez pas forcément à vous justifier mais à expliquer, développer, argumenter, reformuler... remettre en liens.
• Défendez votre point de vue sans céder au premier contre-argument ni vous entêter comme si vous aviez forcément raison ; rappelez-vous qu'il n'y a pas qu'une façon de voir les choses.
• Évitez de rester sans voix même si vous êtes à court d'idées : reprenez votre problématique et faites directement un lien avec une partie de la question.
• Vous pouvez demander au jury de repréciser la question si vous ne l'avez pas comprise... (une fois ! Et surtout pas systématiquement).
• Sans en abuser, vous pouvez signifier votre impossibilité de répondre à ce jour, sans omettre de sous-entendre que la question est intéressante.
• Pour argumenter d'un choix que vous avez fait, n'invoquez pas une règle, un conseil qui vous a été donné (par exemple par le directeur de mémoire, un formateur, un professionnel)...
• Dans le cas ou un membre du jury ne manifesterait que des compliments, sans poser de questions, exploitez brièvement son intervention pour faire avancer encore le débat. Il ne s'agit pas de surenchérir sur la valorisation qui vous est faite, ni de prendre

le contre-pied, mais de choisir un ou deux éléments-clés que vous développez.

• Si un membre du jury ne vous fait que des remarques négatives sans poser explicitement de questions : ne perdez pas votre contenance, choisissez un ou deux éléments sur lesquels vous formulez une contre-argumentation adroite. Il ne s'agit pas de dire que le jury a tort mais que vous ne partagez pas son point de vue, et d'apporter des arguments qui étayent votre avis. Car on ne vous demande pas de « justifier » quoi que ce soit mais d'expliquer pourquoi vous avez fait tel choix, pourquoi vous avez interprété tel fait ainsi et pas autrement.

L'ARCHIVAGE DU MÉMOIRE

Pour faciliter le travail de consultation des mémoires par les étudiants, nous vous suggérons d'indiquer à la fin de votre mémoire, pour l'exemplaire de la documentation, suffisamment de renseignements pour que le lecteur puisse mesurer l'intérêt de votre travail.

Pour ce faire, il est souhaitable que la soutenance soit enregistrée. Il va de soi que ceci ne pourra être fait qu'avec l'accord des membres du jury. Si on vous refuse l'enregistrement de la soutenance et qu'il y a dans la salle un public, vous pouvez demander à au moins deux personnes de prendre des notes. Vous pouvez aussi demander aux membres du jury un écrit permettant de remplir une fiche de renseignements (présentée dans le **TABLEAU 39**).

Le travail d'écoute et de résumé de l'enregistrement vous permettra de ne pas rester sur vos impressions « à chaud » quant à votre investissement dans le TFE et l'évaluation qui en aura été faite. Vous devez retirer l'essentiel des remarques faites par le jury, que vous anonymez. Dans un tableau, en deux colonnes : points forts, points d'effort, vous faites le bilan de l'essentiel de ce qui vous a été dit pendant la soutenance (**TABL. 39**). Ce tableau sera joint au texte définitif, à l'exemplaire pour archivage.

TABLEAU 39 **Exploiter la soutenance du mémoire**

Date de la passation : **Auteur du mémoire :** **Titre :**		
	SYNTHÈSE DES REMARQUES DU JURY	
	POINTS FORTS	**POINTS D'EFFORT**
Problématisation		
Méthodologie		
Avis général et conseils donnés par le jury		
Note obtenue éventuellement *ou* situation sur une échelle	Passable – Assez bien – Bien – Très bien	

Correction des exercices sur le dispositif de recherche

6

Exercices pour s'entraîner en méthode expérimentale

Exercice 1

Vous vous intéressez à l'incontinence des personnes âgées hospitalisées en long séjour. Vous souhaitez mesurer l'influence de la fraction des boissons sur le phénomène d'incontinence.

1. Quelle est la variable dépendante ?

VD : incontinence des personnes âgées hospitalisées en long séjour.

2. Quelle est la variable indépendante ?

VI : fraction des boissons.

3. Quelle est la population à étudier ?

Les personnes âgées hospitalisées en long séjour.

4. Sur quelles règles construirez-vous l'échantillonnage de cette population ?

L'échantillon doit être représentatif de la population parente. Il serait pertinent de le construire par tirage au sort après avec contrôle des caractéristiques fortes de la population parente. Vous devez lister les caractéristiques fortes de la population des personnes âgées hospitalisées (par exemple : répartition par âge, sexe, catégorie sociale, etc.).

Le tirage au sort pour faire partie de l'échantillon observé se réalise en maintenant la répartition des caractéristiques de la population théorique (par exemple, en maintenant le même pourcentage d'hommes et de femmes que dans la population théorique, la même répartition des âges, etc.).

5. Quels seraient les critères d'exclusion ?

Il s'agit d'énoncer sur quels critères vous proposez d'exclure une personne de la population observée.

Dans cette recherche, les critères d'exclusion pertinents sont :

- les personnes incontinentes avant l'étude ;
- les personnes fortement dépendantes. Il est nécessaire de fixer un score de dépendance au-delà duquel les personnes seront exclues de l'échantillon, en indiquant l'outil choisi pour le calculer.

6. Quels seraient les critères d'inclusion ?

Âge situé entre 70 et 90 ans.

Exercice 2

Vous vous intéressez à l'éducation en santé des patients diabétiques insulinodépendants. En lien avec les travaux de recherche sur l'éducation thérapeutique et sur les savoirs de l'expérience, vous souhai-

tez repérer l'effet de la prise en compte des savoirs de l'expérience de ces patients dans la démarche éducative sur l'observance thérapeutique.

1. Formulez votre hypothèse générale.
La prise en compte des savoirs de l'expérience des patients diabétiques insulinodépendants, lors de la démarche éducative menée avec eux, améliore l'observance thérapeutique.
2. Quelle est la variable dépendante ?
VD : observance thérapeutique.
3. Quelle est la variable indépendante ?
VI : prise en compte des savoirs de l'expérience de ces patients dans la démarche éducative.
4. Comment opérationnalisez-vous les variables ?
4.1. La variable dépendante
La variable « observance thérapeutique » est à opérationnaliser en fonction de sous-variables et indicateurs précis de l'observance thérapeutique des patients diabétiques insulinodépendants.
En référence aux savoirs académiques sur la thérapeutique des patients diabétiques insulinodépendants, voici quelques exemples de sous-variables :
- respect de la prescription de la surveillance glycémique : nombre, horaire ;
- respect des consignes sur le rapport entre le dosage d'insuline et les résultats de la glycémie ;
- respect des consignes sur l'équilibre du repas et les résultats de la glycémie.

4.2. La variable indépendante
Dans un premier temps, il s'agit, à l'aide des modèles en éducation et en apprentissage, de décrire la démarche éducative standard. Vous pouvez utiliser celle qui existe déjà dans un service hospitalier d'endocrinologie ou une unité pédagogique d'un centre hospitalier.
1. Exemple de démarche éducative standard (cette démarche peut comporter d'autres éléments, en fonction des orientations pédagogiques et de l'avancée des savoirs sur l'éducation thérapeutique des patients et la démarche éducative) :
- identification du niveau de connaissances existant, des savoirs théoriques sur la maladie et les complications possibles du diabète insulinodépendant, et sur la thérapeutique associée ;
- apport de connaissances théoriques spécifiques à la situation de santé du patient en prenant en compte son niveau de connaissances ;
- apport de connaissances pratiques sur le suivi de la maladie et du traitement ;
- démonstration des gestes à réaliser ;
- évaluation de la compréhension des savoirs théoriques et pratiques ;
- évaluation de la compréhension des gestes à réaliser ;
- mise en place d'exercices pratiques ;
- évaluation de la démarche et réajustement éventuel.

2. Énoncez la durée totale de la mise en œuvre de la démarche (par exemple 2 heures).
3. Décrivez son organisation (par exemple : trois séances de 30 à 45 minutes en relation individuelle avec le patient). Indiquez ce que comporte chaque séance.
4. Décrivez la modalité : prise en compte des savoirs de l'expérience, en vous référant aux modèles et théories des savoirs de l'expérience et aux recherches antérieures.
Au début de chaque séance, demandez au patient ce qu'il a appris sur sa maladie en vivant au quotidien avec. Il est possible d'utiliser le modèle de l'entretien d'explicitation de l'action

(Vermersch, 1994)[1]. Cet entretien est structuré par les cinq thématiques suivantes :

- *la dimension contextuelle de l'action* (dans ce cas, il s'agit de l'action au cours de laquelle il a appris quelque chose sur sa maladie et le traitement). L'entretien est alors centré sur les circonstances et l'environnement de cette action (où l'action se déroule-t-elle ? À quel moment ? Quels étaient les éléments de la situation ? Y avait-il quelqu'un ou y a t-il toujours quelqu'un ? Un événement est-il intervenu ? Etc.) ;
- *la dimension procédurale* de l'action qui s'intéresse aux « savoirs pratiques » sur l'action, au « déroulement des actions élémentaires ». Il s'agit de recueillir de l'information sur les éléments d'enchaînement de l'action ou de l'activité (qu'est-ce qui a été fait en premier, puis en second ?). Le chercheur fait en sorte d'amener la personne à décomposer l'action en opérations de plus en plus élémentaires ;
- *le déclaratif, caractérisé par les « savoirs théoriques »*, les « consignes » et les « règles » concernant l'action ou l'activité (le sujet met-il en lien sa pratique avec un savoir théorique ? Énonce-t-il des consignes, des règles, des lois, des savoirs ? Les connaît-il ?) ;
- *l'intentionnel* s'intéresse aux buts et sous-buts de l'action (quelles sont les intentions, les motifs qui amènent le sujet à procéder ainsi ? Qu'avait-il l'intention de faire, dans quel but ? Pour quelle finalité ?) ;
- *les jugements* : « Évaluations, opinions, croyances » (comment le sujet juge-t-il son action ? L'évalue-t-il ? A-t-il des croyances à ce sujet ?).

5. Quelle est la population à étudier ?

Les patients diabétiques insulinodépendants.

6. Sur quelles règles construiriez-vous l'échantillonnage de cette population ?

L'échantillon doit être représentatif de la population théorique des diabétiques insulinodépendants.

L'attribution du patient dans une des deux modalités expérimentale sera faite par tirage au sort.

6.1. Quels seraient les critères d'inclusion ?

- Avoir un diabète insulinodépendant depuis plus de deux ans.
- Âge du patient : entre 25 et 50 ans.

6.2. Quels seraient critères d'exclusion ?

- Pathologies associées.
- Avoir un diabète insulinodépendant depuis plus de 15 ans.

7. Quel plan expérimental pourriez-vous construire ?

Cf. tableau page suivante.

8. Quelle seraient les modalités de pré-test, post-test ?

Il est indispensable de construire un questionnaire ou guide d'entretien qui permette d'attribuer un score d'observance au patient sur chacune des sous-variables prises en compte :

- respect de la prescription de la surveillance glycémique ;
- respect des consignes sur le rapport entre le dosage d'insuline et les résultats de la glycémie ;
- respect des consignes sur l'équilibre du repas et les résultats de la glycémie.

L'hypothèse nulle (H0) relève de l'absence d'écart significatif entre :

- le score en pré-test et celui en post-test des deux groupes de patients ;
- les scores en post-test du groupe M1 et du groupe M2.

[1] Vermersch P., 1994, *L'entretien d'explicitation*, Paris : ESF, p. 45.

Éducation thérapeutique / Observance thérapeutique	M 1 : Démarche éducative standard + prise en compte des savoirs expérienciels du patient	M 2 : Démarche éducative standard sans prise en compte des savoirs expérienciels du patient
Respect de la prescription de la surveillance glycémique		
Respect des consignes sur le rapport entre le dosage d'insuline et les résultats de la glycémie		
Respect des consignes sur l'équilibre du repas et les résultats de la glycémie		

Exercices pour s'entraîner en méthode différentielle

Exercice 1

Vous souhaitez mener une recherche sur le stress peropératoire. Les études antérieures ont montré que les expériences de stress pendant les interventions marquent le sujet et augmentent le stress postopératoire. Vous vous intéressez à la mise à jour de liaisons entre différents niveaux de stress et les caractéristiques individuelles des patients, par exemple : les connaissances biomédicales sur la pathologie, le niveau d'études, etc.

1. Quelles seront les règles de constitution de l'échantillon ?

Vous devez spécifier à quels critères doit répondre l'échantillon, ce que vous ne pouvez faire qu'après avoir précisé la population parente. Vous indiquerez les critères d'exclusion et d'inclusion (des hommes et des femmes ou uniquement l'un des deux, de quelle tranche d'âge...).

2. Nommez les variables différentielles possibles.

Cf. tableau ci-dessous.

Variables catégorielles	Indicateurs observables et sources, supports disponibles ou à construire
Âge	Information formelle dont peuvent attester les documents officiels : date de naissance dans le dossier de soins
Catégorie socioprofessionnelle	Grille de référence des catégories socioprofessionnelles répertoriées par l'INSEE
Niveau d'études effectuées	Par entretien direct ou par questionnaire : • diplôme le plus élevé obtenu • nature des études (littéraires, scientifiques, etc.)
Variables dimensionnelles	**Indicateurs observables et sources, supports disponibles ou à construire**
Niveau de stress	Niveau de stress recueilli à l'aide d'un test, par l'observation des signes paracliniques, avant l'intervention, après l'intervention
Connaissances biomédicales sur la pathologie affectant le sujet	Test de connaissances de type questionnaire à choix multiples pour apprécier ces connaissances sur la pathologie, la connaissance du fonctionnement du corps humain...

3. Quelles sont les corrélations qui vous semblent intéressantes de tester ?

Selon la problématique, testez les corrélations entre les variables catégorielles et les variables dimensionnelles :

- niveau d'études et niveau de stress ;
- connaissances biomédicales et niveau de stress.

Selon la problématique, on peut aussi tester les co-occurrences entre niveau d'études, connaissances biomédicales et niveau de stress.

Exercice 2

Au lycée, vous vous intéressez aux pratiques des jeunes, pour la prévention des infections sexuellement transmissibles (IST). Vous souhaitez repérer des liaisons possibles entre certaines caractéristiques des sujets et les pratiques de prévention déclarées.

1. Comment constituez-vous la population de l'étude ?

Vous choisirez précisément la classe d'âge ou d'études, la catégorie socioprofessionnelle de la population « des jeunes ». Peut-être choisirez-vous de vous focaliser sur les jeunes du secteur urbain ou rural... (les jeunes de 13 à 18 ans, scolarisés, vivant en cités urbaines, particulièrement la ville de...).

2. Nommez les types de variables différentielles possibles.

Cf. tableau ci-dessous.

Variables catégorielles	Indicateurs observables et sources, supports disponibles ou à construire
Âge	Par entretien direct ou par questionnaire
Catégorie socioprofessionnelle	
Niveau d'études	Par entretien direct ou par questionnaire : diplôme le plus élevé obtenu
Nature des études (littéraires, scientifiques, etc.)	Par entretien direct ou par questionnaire : en distinguant les différents cursus possibles selon l'âge des sujets
Variables dimensionnelles « les pratiques déclarées »	**Indicateurs observables et sources, supports disponibles ou à construire**
Âge des premières liaisons sexuelles	Par entretien direct ou par questionnaire : préciser ce que vous entendez par liaisons sexuelles (flirt, relations sexuelles...)
Fréquence des rapports à ce moment de leur existence	Par entretien direct ou par questionnaire : veillez à proposer des intervalles crédibles, et pour une période précise
Critères de choix pour l'utilisation ou non d'un type de préservatif	Par entretien direct ou par questionnaire : outre l'entretien, ceci peut faire l'objet d'une question ouverte
Connaissances biomédicales sur les IST	Par entretien direct ou par questionnaire : test de type QCM, questions précises portant sur les lieux communs, les idées reçues, définitions scientifiques à apporter à des termes tel que virus, microbe, bactérie...
Connaissances biomédicales sur le fonctionnement du corps humain	Par entretien direct ou par questionnaire : schémas à compléter, à légender, test de type QCM, etc.
Source des connaissances sur les IST	Distinguer : un dispositif d'éducation en santé dans le cadre scolaire, dans le cadre parascolaire, les parents, les copains, les médias, autres...

EXERCICES POUR S'ENTRAÎNER EN MÉTHODE CLINIQUE

Exercice 1

Vous vous intéressez aux sentiments développés par les parents qui ont un enfant hospitalisé en néonatologie. Votre question est : quelles projections les parents font-ils sur l'implication des soignants dans les soins quotidiens à leur enfant ?

1. Quelles dispositions prendriez-vous pour aller sur le terrain ?

Vérifiez que vous aurez accès à un service de néonatologie, qu'il sera possible d'y introduire des entretiens, que vous aurez les autorisations auprès du cadre du service et qui vous permettront, par exemple et c'est l'idéal, de proposer un espace de parole sur le thème affiché de la relation des parents aux membres du service.

Assurez-vous que vous aurez un endroit calme pour les entretiens.

Vous pourrez peut-être inviter un groupe de parents « pour réfléchir sur les pratiques du service » et ensuite isoler dans ce groupe un ou des sujets pertinents à la problématique.

2. Quel est le type de sujets à étudier ?

Vous retiendrez dans un premier temps tous les parents présents dans le service de néonatologie et, à l'issue de la phase d'annonce et de négociation de la recherche, vous pourrez arrêter votre choix soit :

- sur les parents volontaires ;
- sur les parents, père et mère : en effet, ici, nous ne retiendrons pas le cas de parent isolé (père ou mère ayant seul la garde de l'enfant).

En revanche, nous pourrez avoir à choisir entre les parents ayant un enfant unique ou plusieurs enfants.

3. Avec quelles références construiriez-vous le cadre d'écoute ?

Freud semble incontournable pour l'idée de projection inconsciente et de mécanisme de défense, et Giust-Desprairie pour le concept de représentation psychique.

Françoise Dolto [1] et Melanie Klein [2] devront être consultées pour les rapports des tout-petits et de leurs parents.

Vous pouvez aussi vous référer à l'histoire des mentalités pour les rapports parents-enfants [3] ainsi que pour l'évolution de l'image de l'infirmière [4].

4. Anticipez-vous des profils attendus possibles ?

Cela dépendra du cadre théorique choisi ; empêchez-vous de poser naïvement des profils, les critères et les indicateurs doivent être directement dérivés de votre théorie.

5. Quelles sont les différentes tâches à réaliser après l'enregistrement des entretiens ?

Vous devrez retranscrire les entretiens au fur et à mesure de leur passation ; reconstituer la logique de chaque sujet et sa dynamique psychique ; vous donner un format de fichier qui permette un premier repérage des thèmes, l'annotation d'idées que vous suggèrent certaines formules, certaines expressions... ; effectuer une seconde lecture des entretiens afin de confirmer et compléter le repérage de passages signifiants en rapport

---

[1] Dolto F., 1985. Dolto F.,1985. Dolto F., 1999.

[2] Klein M., 1969. Klein M.,1973.

[3] Aries Ph.,1975. Dolto F., 1977.

[4] Charles G., 1979. Petitat A., 1989. Kérouac S. *et al.*, 1995.

avec votre thématique : les relier aux critères du cadre d'écoute sans omettre de noter ce qui déborde le cadre prévu. La retranscription immédiate et une première analyse de contenu doivent vous permettre de considérer si d'autres entretiens sont nécessaires et avec qui, pour échanger « sur quoi ». Dans le cas de la formulation de nouveaux critères, augmentez le cadre d'écoute en indiquant les nouveaux concepts nécessaires pour caractériser ce qui est dit par les sujets ; tout ceci afin de pouvoir élaborer au mieux la fabrication du cas clinique.

Exercice 2

Vous vous intéressez à l'accueil des familles des personnes âgées hospitalisées et à ce qui se joue dans les confidences que font les enfants de ces personnes âgées aux soignants : comment les soignants utilisent-ils ces informations ?

1. Quel est le type de sujets à étudier ?

Les soignants en contact avec la famille des personnes âgées au moment de l'accueil dans le service de gérontologie (ici, tous les soignants : infirmiers, cadres de santé, aides-soignants...).

Il est possible aussi d'étudier les enfants des personnes âgées et/ou les deux publics en interaction.

2. Quelles dispositions prendriez-vous pour collecter le matériau ?

Ce qui vous importe, c'est l'anamnèse à conduire : ce qu'il faut obtenir, c'est que le ou les sujets revivent, revoient, ravivent la scène passée. Vous pouvez donc utiliser les entretiens individuels ou de groupe, comme en clinique des cas, mais vous pouvez aussi utiliser la vidéoscopie.

Il vous faut choisir des « témoins » tels le cadre du service, le médecin, des familles d'anciens hospitalisés, des infirmiers étant passés par ce service mais travaillant actuellement dans un autre service...

Vous aurez à croiser ou à choisir entre :

- l'« autoconfrontation croisée » ;
- l'instruction au sosie ;
- le commentaire de passages-clés d'entretiens par des « témoins » ;
- le récit par écrit de la scène, de la situation vécue.

3. Quel type d'ingrédient de la situation pouvez-vous étudier ?

Vous avez à croiser ou à choisir entre :

- *des savoirs agis*, expérienciels, sans doute peu ou pas conscients et qui sont convoqués dans l'action par les soignants qui ont appris que « ceci marche » alors que « cela ne se fait pas » ;
- *des concepts pour agir*, qui constituent un système de références possibles (par exemple, quelle conception du projet les soignants ont-ils ? Quelle importance accordent-ils à la notion de caractère ?) ;
- *des significations sociales communes* : comment les soignants décryptent les messages que les familles leur envoient concernant les habitudes de vie de cette personne âgée, sans avoir besoin d'y réfléchir ;
- *des figures identitaires et des postures de l'infirmier* : que font les soignants de la figure de la confidente telle qu'on a pu l'utiliser dans le théâtre classique, notamment dans la tragédie ? (Et de celle du prêtre au confessionnal ? Et de celle du conseiller du prince – ici, le médecin ou le cadre du service –, de l'éminence grise ?) ;
- *des ingéniosités* mises en actes par les soignants incarnés et agencés chaque fois de manière unique en situation, et qui constituent une sorte de signature

du soignant, signature participant de son style professionnel :

- *habiletés* qui relèvent de la pensée du *Kaïros* (le *savoir saisir* l'occasion favorable) : quel type d'attention à la situation, quelle succession de prises de décisions en acte font les soignants quand les familles leur racontent comment ils voient « leur » parent ? Par quel débat entre les normes antécédentes (contenues dans ce qu'ils croient qu'il faut faire quand on accueille une personne âgée, et dans un protocole d'accueil formalisé dans le service) et les règles qui s'inventent en situation dans le cas particulier de cette personne âgée précise qu'ils ont aujourd'hui à recevoir ? Quels écarts sont faits et comment aident-ils le soignant à trier dans les confidences faites ce qui est utile au soin ? (Quelle utilisation est faite du flair et de la discrétion dans le jeu entre : « je provoque la confidence » mais « je ne peux pas tout entendre » ?) ;
- *habiletés* qui relèvent de la pensée *métis* : de la pensée rusée, laquelle consiste à se donner toujours pour autre que ce que l'on est. Quelles sont alors les pratiques de questionnement ? Comment, par exemple, le professionnel avance-t-il « masqué » : en mettant en avant une expérience personnelle de la prise en charge de personnes âgées alors qu'il cherche à avoir de l'information utile pour le soin ?

EXERCICES POUR S'ENTRAÎNER EN MÉTHODE DE L'*ETHNOS*

Exercice 1

Vous vous intéressez aux adultes alcooliques. Vous souhaitez plus **particulièrement identifier l'importance de la participation à des groupes d'aide sur l'élaboration d'un sentiment d'appartenance aux groupes des alcoolo-dépendants.**

1. Quelles seraient vos stratégies pour entrer dans le groupe à étudier ?

- *Possibilité 1.* Vous ne pouvez pas compter sur un stage dans une structure d'accueil d'adultes alcooliques dépendants pour vous introduire dans la tribu. Vous devez négocier votre présence et votre statut pour tenir une place dans cette structure et lors des regroupements des personnes dans une structure d'accueil d'adultes alcooliques dépendants, auprès de la hiérarchie, du cadre référent. Vous pouvez prendre comme prétexte de faire des liens entre les activités de ce groupe et le suivi de l'état de santé des personnes alcooliques dépendantes. Vous serez alors dans une posture d'intégration externe, davantage périphérique.
- *Possibilité 2.* Une autre possibilité serait d'être en stage dans une structure d'accueil d'adultes alcooliques dépendants, en tant que stagiaire dans un service de soins et d'accompagnement de ces personnes, ou dans une structure associative ayant les mêmes visées. Vous aurez l'opportunité de rencontrer un groupe d'adultes sur une période définie ; vous serez alors dans la posture interne d'observation participante.

2. Quels sont les écueils à éviter ?

- *Le dévoilement abrupt*, l'annonce maladroite de votre problématique : ce qui aurait des incidences sur votre posture, l'accès au *dire* et au *faire* des personnes.
- *Une implication forte* : prendre une place parmi les membres ne signifie pas embrasser les problématiques du

groupe, des personnes et des personnels, ni de s'oublier sur le terrain.

• *Une observation non participante :* il s'agit de se rendre familier dans ce terrain-là, de négocier une place la moins perturbante possible, d'être en observation participante sans être « voyeur » et donc de négocier également des tâches qui seront « l'occupation » prétexte de votre présence.

• *Les a priori*, les connaissances antérieures trop assises dans votre système de référence : se laisser surprendre... y compris par ce qui semble, à ce moment-là, ordinaire.

• *Se laisser porter sans rien noter :* liées aux critères de distanciation, la rigueur et la systématisation de la prise de notes doivent être observées sous peine de laisser filer le temps et de perdre vos observations.

• *La conduite d'entretiens individuels complémentaires :* que ceux-ci ne prennent pas le pas sur vos observations de/dans la tribu. Après un temps de présence souple, éviter de pratiquer un entretien trop « corseté ».

3. Sur quels critères choisirez-vous les personnes auxquelles s'intéresser plus particulièrement ?

Vous pouvez vous attacher plus particulièrement aux personnes manifestant une ancienneté dans le groupe, ou à celles s'identifiant par l'ancienneté de leur alcoolisme. Vous pouvez également vous focaliser sur une partie du groupe : les femmes, les hommes. De toutes façons, ce doit être des adultes participant à un groupe d'aide ou ayant participé à un tel groupe. Si vous considérez les personnes ayant été inscrites dans un dispositif d'aide par le passé, votre stratégie pour choisir les personnes sera modifiée : vous pourrez retenir un stage dans un service de soins de suite, par exemple. Ici, si l'on retient des personnes étant accueillies depuis peu dans le dispositif d'aide, une attention accrue sera portée aux premières manifestations de déni, ou aux manifestations de « découverte du groupe » comme un temps où les nouveaux venus sont en phase d'affiliation au groupe ; les marquages identitaires sont alors peut-être en voie de constitution.

4. Qu'allez-vous étudier : les marquages, les rituels, les habitus ?

Vous partez pour montrer comment ce groupe social des alcooliques *règle* les rapports quotidiens de ses membres, pour rapporter *des manières d'être ensemble* qu'ils imposent, transmettent y compris sans le dire, comme des évidences, aux nouveaux membres pour les initier. Il est difficile quand on n'a aucune connaissance de la tribu d'anticiper un objet d'étude, et vous pouvez très bien attendre d'être avec elle pour en décider. Mais vous pouvez aussi chercher à savoir qui sont ces gens et comment ils vivent, grâce à des récits de personnes les ayant côtoyés, à des rapports d'anciens membres qui ont quitté la communauté ou à des textes produits par les membres eux-mêmes.

Vous allez vous intéresser aux signes plus ou moins affichés qui leur permettent de se faire reconnaître comme étant des alcooliques en traitement. Vous aurez à choisir ou à croiser :

- *l'étude des rituels :* des cérémonies, des saynètes qu'ils organisent pour jalonner le parcours dans leur groupe. Vous devrez alors décrire précisément ce qu'ils font et pourquoi. Vous vous interrogerez sur le sens de ces actes, sur leurs signifiants symboliques ;
- *l'étude des habitus :* l'ensemble de techniques, de façons de faire devenues routinières et naturelles. Vous vous interrogerez alors sur la fonc-

tionnalité, l'efficacité de la technique (il faut le faire comme ça pour être efficace, pour être reconnu valable, comme quoi ? Un alcoolique responsable ? En voie de guérison ou dans le mauvais chemin ?) ;

- *l'étude des marquages identitaires* : l'ensemble des signes que les membres de la tribu se donnent, s'infligent, se prescrivent pour être reconnus par les autres comme membres de cette tribu. Vous serez alors très attentifs au langage (notamment en identifiant les expressions attachées aux différentes étapes du processus de soin que les alcooliques se donnent : les mots-clés, les « mots de passe » pour entrer dans la tribu et en sortir), à l'apparence : l'habillement, la coiffure, le port de bijoux, les tatouages, les emblèmes ; à la manière d'occuper l'espace et de tenir son corps tout au long du parcours d'un sujet dans la tribu ; aux marquages psychiques comme le rapport à la maîtrise, à l'autorité, à la soumission au chef, le degré d'autonomie et de dépendance. Vous vous interrogerez sur le sens de ces marquages qui peuvent souvent se manifester par des restrictions de l'agir, la construction de normes évolutives accompagnant le trajet dans le groupe.

Exercice 2

Vous vous intéressez aux personnes âgées en maison de retraite. Vous souhaitez décrire les façons qu'ont ces personnes de se positionner dans le groupe, en identifiant la distribution des rôles et des figures qui se constituent ainsi que leur signification dans la construction de ce nouveau « petit monde ».

1. Quelle attitude allez-vous essayer de tenir ?

L'une de vos préoccupations, selon les modalités du dispositif de recherche, c'est de négocier une place sur ce terrain de façon à « faire partie du paysage », de vivre avec les sujets, au milieu d'eux, comme eux, en prenant part à leurs activités (observation participante). De nouveau, la posture de stagiaire est une opportunité pour se mêler au quotidien, dans une maison de retraite, d'assurer des tâches permettant d'être au plus près des sujets et de se donner des prétextes de questionnement, d'échanges avec les personnes âgées. Vous veillerez à ne pas être intrusif, à vous rendre familier tout en restant étranger à ce groupe, d'adopter une attitude d'apprenant : vous souhaitez apprendre de la tribu et non pas plaquer vos modèles, vos idées préconçues sur la manière dont « une tribu de résidents » se constitue et structure son groupe social.

2. Sur quoi devez-vous vous interroger pour que l'accès à ces personnes soit le plus facile possible ?

Outre la négociation avec les différentes instances, vous serez vigilants sur la façon d'entrer en contact avec les personnes âgées, vous questionnerez vos propres conceptions et votre propre vécu de ce qu'est une personne âgée vivant en résidence. Vous pourrez être surpris par la façon dont se recompose une microsociété avec son lot de tensions et de passions, chez des hommes et des femmes de 80 ans et plus...

3. Quelle procédure de recueil de données allez-vous privilégier ?

La prise de notes systématique est à conduire discrètement pour ne pas gêner les interactions du chercheur avec les membres du groupe. Avec les personnes retenues ici, nous pouvons imaginer enregistrer des séances de discussion en groupe, ou individuelle, pour constituer « une mémoire de leurs souvenirs ». Les personnes âgées sont les témoins de périodes de vie et d'événements sociaux privilégiés : s'intéresser aux personnes à partir de leur histoire, de leur ancienneté dans la résidence, etc. peut être un prétexte quasi journalistique pour recueillir leurs dires à propos de leur nouvelle organisation.

PETIT GLOSSAIRE ÉVOLUTIF

Ce glossaire se propose de caractériser certains termes utilisés dans l'ouvrage, et qui pourraient prêter à confusion. Vous pouvez le développer :

- en y ajoutant d'autres significations que vous rencontrerez au fil de vos lectures. N'oubliez pas d'en noter la référence bibliographique complète, y compris le numéro de la page ;
- en indiquant des éléments qui vous permettent de comprendre le terme (un exemple, l'origine du mot).

Concept : Appartient au théorique. Élément d'une théorie ou d'une théorisation. Spéculatif dans la théorie et plus proche de l'action dans la théorisation (*cf.* « Conceptualiser : fabriquer des concepts, se donner des repères pour agir »).

....

....

....

Corrélation : Rapport entre deux éléments, deux données, deux caractères, qui fait que quand l'un varie, l'autre aussi. Ne pas réduire le lien à un rapport de cause à effet.

....

....

....

Critère : Caractéristique d'un objet d'évaluation qui le distingue. Permet de décrire la qualité de l'objet. Ne va jamais seul : est toujours accompagné d'autres critères avec qui il interagit, et des indicateurs qui le spécifient.

Pour Raynal F. et Rieuner A. : « Élément d'information, défini dans un système d'évaluation, qui permet de décider si une qualité quelconque est présente ou non dans l'objet évalué. Un critère est généralement constitué d'un faisceau d'indicateurs » (1997, p. 95).

....

....

....

Déductif : Raisonnement qui part du général, de la loi générale, pour aller vers le cas particulier. Contraire : inductif.

....

....

....

Distanciation : Processus qui travaille à mettre de la distance entre soi et un objet, un phénomène, une personne ou un groupe de personnes. Est toujours en rapport avec son contraire : l'implication.

....

....

....

Échantillons indépendants : Deux échantillons sont dits indépendants l'un de l'autre lorsqu'ils sont tous les deux représentatifs de la population parente et qu'ils ont été constitués au hasard.

....
....
....

Effectif : Nombre d'individus d'une population ou d'un échantillon, ou d'une partie quelconque de cette population.

....
....
....

Épistémologie : Histoire, étude critique des sciences, de l'élaboration des savoirs scientifiques et de leur validité.

C'est ce qui fonde à dire que quelque chose est un savoir. Va avec l'idée de positionnement, de choix fait consciemment ou non, parmi un ensemble de points de vue sur la vérité.

Il existe des épistémologies savantes, répertoriées, qui sont par exemple à la base des théories de l'apprentissage qui constituent des paradigmes scientifiques, des lignées de penseurs partageant les éléments communs d'un programme de recherche : « L'épistémologie, branche tardive de la philosophie, se donne pour objet d'étude des hypothèses et des méthodes des diverses disciplines scientifiques afin de définir la logique qui leur est sous-jacente et de déterminer la portée objective de leurs résultats. Elle s'appuie donc à la fois sur l'histoire des sciences et sur la logique » (Bideaud J., Pedinelli J.-L. et Boudé O., 1993, p. 33). Il existe aussi des épistémologies ordinaires – ou profanes, implicites, dans le sens commun à une époque donnée – qui fonctionnent sur des évidences, non interrogées, qu'on appelle *épistemê* (paradigme). Ce sont des paradigmes sociologiques, des lignées de convictions partageant les éléments communs d'une vison du monde : « Les contenus de l'épistémologie ont varié au cours du XXe siècle ; tentant de répondre à la question "Qu'est ce que la science ?", l'épistémologie se heurte au problème de l'unité scientifique et à celui de l'unité des formes de la connaissance (y a-t-il rupture ou continuité entre la connaissance commune et la science ?) » (Rey A., 1995, p. 710).

....
....
....

Fréquence : Rapport d'un effectif d'individus à la taille de la population.

....
....
....

Hypothèse : Supposition qui doit être fondée sur du théorique, sinon c'est une croyance. Est employé couramment pour toute supposition anticipée. Dans la méthode expérimentale, c'est la base d'un raisonnement hypothético-déductif (hypothèse, expérimentation, validation : confirmation ou infirmation, déduction d'une loi générale).

....
....
....

Implication : Processus qui nous travaille, fait de liens opaques, tissés en nous et qui relèvent de notre relation au monde, aux phénomènes, aux objets, aux autres... Ces liens qui échappent à la conscience sont « néanmoins, tout à fait centraux pour l'intelligibilité du sujet, parce que constitutifs de sa subjectivité et, par conséquent, de son identité » (Ardoino J., 1992, p. 5). Se distinguent les implications « libidinales » qui relèvent d'un travail de psychanalyse, qui ne peuvent être circonscrites que par l'anamnèse, et les implications « professionnelles », liées à l'histoire du sujet dans sa vie professionnelle. Va toujours de pair avec la distanciation, on ne travaille jamais l'une sans travailler l'autre ; s'exprime par un rapport de l'une sur l'autre.

....

....

....

Inductif : Part du particulier pour aller vers le général, la loi générale.

....

....

....

Méthode : Procédé raisonné sur lequel repose une pratique.
Raynal F. et Rieuner A. : « Organisation codifiée de techniques et de moyens mis en œuvre pour atteindre un objectif. Codifiée, signifie ici que les parties du tout forment un ensemble cohérent, formalisé et communicable qui, appliqué correctement, produit le même résultat » (1997, p. 227).

....

....

....

Méthodologie : Étude critique des méthodes.
Vial M. : « Le but du discours méthodologique dans le texte de la recherche est de rendre communicable le "au nom de quoi", le "pourquoi" et le "vers quoi" le projet de recherche engagé demandait d'utiliser telle(s) ou telle(s) méthode(s) de recherche » (1999, p. 107).

....

....

....

Posture : Attitude particulière du corps et de l'esprit. Façon d'être dans l'action. Le terme posture signifie l'implication, l'interaction du corps et de l'esprit, dans lequel un sujet peut se trouver face à une situation, une question, un problème. Relève de l'attitude du sujet. N'est pas stable, se réinvente à chaque fois, au contraire de la position que l'on peut reprendre à l'identique. Agir, c'est jouer des postures et non pas tenir des postures.
J. Ardoino (1990, pp. 23-34) définit la posture comme un « système d'attitudes et de regards vis-à-vis des partenaires, des situations, des objets, dans le cadre des recherches ou des pratiques sociales ».

....

....

....

Praxéologie : Démarche, étude finalisée par la quête de l'action efficace. Se donne à voir aujourd'hui sous le slogan : « l'amélioration des pratiques ».

....

....

....

Problématique : La notion est issue du latin *problematicus* qui signifie « constituant un problème auquel on ne peut pas apporter de solutions » (Rey A., 1995, p. 1636). Texte dans lequel sont mises en tension deux idées qui ne vont pas ensemble d'habitude, qui peuvent être dans un rapport de contradiction et qu'on doit pourtant faire jouer ensemble. Vocabulaire de la dialectique.

....

....

....

Problématisation : Action de construire une problématique, de la caractériser, la délimiter par rapport à un contexte historique, politique, économique, sociologique, pratique... et scientifique. Vial M. : « La problématisation est un processus : la finale indique que ce n'est pas un état, ni une substance mais un travail du sujet, un construit élaboré » (1999, p. 114).

....

....

....

Procédure : C'est le « comment faire ». Procédé, moyens, ensemble d'étapes successives et ordonnées de règles. Hoc J.-M. : « Système d'opérations défini pour un dispositif et une tâche donnés, dont l'exécution a pour objectif de faire passer d'un état initial à l'état final ou but » (1987, p. 44).

....

....

....

Processus : Dynamique qui désigne l'aller vers, le développement, le progrès, la démarche, l'élan. Le processus désigne l'énergie d'un sujet dans l'action. Existent des processus biologiques, mécaniques : la digestion, le vieillissement des cellules... et des processus psychiques qui, eux, tiennent à l'histoire du sujet, au désir (voir « Distanciation » et « Implication »).

....

....

....

Variable : Qualité et/ou quantité susceptible de fluctuation.

....

....

....

Continuez avec d'autres mots qui vous semblent intéressants à définir.

Références bibliographiques citées dans l'ouvrage

Abric J.-C. *Coopération, compétition et représentations sociales*. Fribourg : Delval, 1987.

Anzieu D. *Le moi peau*. Paris : Dunod, 1991.

Arborio A.-M. *L'enquête et ses méthodes : l'observation directe*. Paris : Nathan, 1999.

Ardoino J. « De l'accompagnement, en tant que paradigme ». *Pratiques de formation : analyse* ; 40 : 5-19, 2000.

Ardoino J. « Les postures (ou impostures) respectives du chercheur, de l'expert et du consultant ». Actes du colloque international francophone : *Les nouvelles formes de la recherche en éducation au regard de l'Europe en devenir*. Paris : Matrice ANDSHA, 1990 : 22-34.

Ariès Ph. *L'Enfant et la vie familiale sous l'Ancien Régime*. Paris : Le Seuil, 1975.

Bachelard G. *La formation de l'esprit scientifique* (1938). Paris : Librairie philosophique J. Vrin, 1996.

Bardin L. *L'analyse de contenu*. Paris : PUF, Le psychologue, 2003.

Beauvois J.-L., Joulé R.-V. *Soumission et idéologies : psychologie de la rationalisation*. Paris : PUF, 1981.

Bideaud J., Houdé O., Pédinielli J. *L'homme en développement*. Paris : PUF, 1993.

Blanchet A., Giglione R., Massonnat J., Trognon A. *Les techniques d'enquête en sciences sociales*. Paris : Dunod, 1987.

Blanchet A. *L'enquête et ses méthodes : l'entretien*. Paris : Nathan, 1998.

Bourdieu P. *Ce que parler veut dire*. Paris : Fayard, 1982.

Bruner J. *Culture et modes de pensée. L'esprit humain dans ses œuvres*. Paris : Retz, 2000.

Charles G. *L'infirmière en France d'hier à aujourd'hui*. Paris : Centurion, Infirmières d'aujourd'hui, 1979.

Clot Y. *La fonction psychologique du travail*. Paris : PUF, 1999.

Clot Y. « Psychopathologie du travail et clinique de l'activité. Clinique de l'activité et pouvoir agir. » *Éducation Permanente* ; 146 : 35-51, 2001.

Clot Y., Faïta D., Fernandez G., Scheller L. Entretiens en autoconfrontation croisée : une méthode en clinique de l'activité. Clinique de l'activité et pouvoir agir. *Éducation Permanente* 2001 ; 146 : 17-27.

Collière M.-F. *Virginia Henderson, la nature des soins infirmiers*. Paris : InterÉditions, 1994.

Coulon A. *L'ethométhodologie*. Paris : PUF, Que sais-je, 1987.

Debout Ch., Eymard C., Rothan-Tondeur M. *Une formation doctorale dans la filière infirmière plus-value et orientations dans le contexte français. La recherche en sciences infirmières, une réalité internationale*. Revue *Recherche et soins infirmiers*, 2010, n° 100, p. 134-144.

De Singly F. *L'enquête et ses méthodes : le questionnaire*. Paris : Nathan, 1992.

DÉTIENNE M., VERNANT J.-P. *Les ruses de l'intelligence. La métis des grecs*. Paris : Flammarion, 1974.

DEVERS G. *Directeur des soins autant de droits que de devoirs*. Revue *Déontologie et soins*, vol. 4, n° 2.

DOLTO F. *La cause des enfants*. Paris : Robert Laffont, 1985.

DOLTO F. *Séminaire de psychanalyse d'enfants*. Paris : Le Seuil, 1985.

DOLTO F. *Lorsque l'enfant paraît*, 3 vol. Paris : Le Seuil, 1999.

DUBAR C. *La socialisation. Construction des identités sociales et professionnelles*. Paris : Armand Colin, 1992.

DUBAR C. *La crise des identités*. Paris : PUF, 2000.

ELIADE M. *Initiation, rites, sociétés secrètes*. Paris : Gallimard, 1959.

ELIADE M. *Le sacré et le profane*. Paris : Gallimard, 1965.

ERNY P. *Ethnologie de l'éducation*. Paris : L'Harmattan (PUF, 1981), 1991.

EYMARD C. *L'initiation à la recherche en soins et santé*. Paris : Lamarre, 2003.

FISCHER G. N. *Psychologie des espaces de travail*. Paris : Armand Colin, 1989.

FOUCAULT M. *Surveiller et punir, naissance de la prison*. Paris : Gallimard, 1993.

FREUD S. *Abrégé de psychanalyse*. Paris : PUF (11e éd. 1967), 1992.

GENTHON M. *Apprentissage-évaluation-recherche : genèse des interactions complexes comme ouvertures régulatrices*. Synthèse en vue de l'habilitation à diriger des recherches, Sciences de l'éducation, Université de Provence : *En question* (1993), 1997.

GÉRARD C. *Problématiser des situations personnalisées*. Lyon : Se former plus, 1994.

GIUST-DESPRAIRIE F. *L'Imaginaire collectif*, 2003.

GOFFMANN E. *Les rites d'interaction*. Paris : Éditions de Minuit, 1974.

GRUZINSKI S. *La pensée métisse*. Paris : Fayard, 1999.

HESBEEN W. *Prendre soin à l'hôpital*. Paris : Masson, 1997.

HOC J.-M. *Psychologie cognitive de la planification*. Paris : PUF, 1987.

HUBERMAN A. M., MILES M. B. *Analyse des données qualitatives*. Bruxelles : De Boeck, 1991.

JOAS H. La créativité de l'agir. *Raisons éducatives : théories de l'action et éducation*. Bruxelles : De Boeck, 2001.

KÉROUAC S., PEIN J., DUCHARME F., DUQUETTE A., MAJOR F. *La pensée infirmière*. Laval : Maloine, 1994.

KLEIN M. *La psychanalyse des enfants* (1932). Paris : PUF, 1969.

KLEIN M. *Psychanalyse d'un enfant* (1947). Tchou, 1973.

KOLB D.A. *Experiential learning : Experience as the source of learning and development*. Englewood Cliffs (NJ) : Prentice-Hall, 1984.

KRISTÉVA J. *Étrangers à nous-mêmes*. Paris : Gallimard (Fayard, 1988), 1991.

KRISTÉVA J. *Les nouvelles maladies de l'âme*. Paris : Le Seuil, 1993.

KUBLER-ROSS E. *La mort est un nouveau soleil*. Monaco : Éditions du Rocher, 1988.

KUBLER-ROSS E. *La mort, dernière étape de la croissance*. Monaco : Éditions du Rocher, 1989.

KUHN T. *La structure des révolutions scientifiques*. Paris : Flammarion, 1972.

LANI-BAYLE M. *Écrire une recherche*. Lyon : Chronique sociale, 1999.

LAPASSADE G. « La méthode ethnographique ». *Pratiques de formation : analyse ;* 20 : 119-31, 1990.

LE BERRE M. « Territoires ». *Encyclopédie géographique*. Paris : Economica : 617-38.

LEVI-STRAUSS. *Tristes topiques*. Paris : Plon, 1955.

LIPIANSKY E.-M. « Le soi entre cognitivisme et phénoménologie ». *Recherche et formation ;* 41 : 5-10, 2002.

LORENZ. *Trois essais sur le comportement animal et humain.* Paris : Le Seuil, 1970.

MAALOUF A. *Les identités meurtrières.* Paris : Grasset, 1999.

MAGGI B. *De l'agir organisationnel, un point de vue sur le travail, le bien-être, l'apprentissage.* Toulouse : Octarès, 2003.

MORIN E. *Science avec conscience.* (Paris : Fayard, 1982) Paris : Le Seuil, 1990.

PEDINIELLI J.-L. *Introduction à la psychologie clinique.* Paris : Nathan, 1994.

PETITAT A. *Les infirmières. De la vocation à la profession.* Montréal : Boréal, 1989.

PIAGET J. *Problèmes d'épistémologie génétique.* Paris : Denoël-Gonthier, 1972.

PIAGET J., INHELDER B. *La psychologie de l'enfant.* Paris : PUF, 1947.

POURTOIS J.-P., DESMET H. *Épistémologie et instrumentation en sciences humaines.* Bruxelles : Mardaga, 1988.

RAYNAL F., RIEUNER A. *Pédagogie : dictionnaire des concepts clés.* Paris : ESF, 1997.

REUCHLIN M. « Variables différentielles, recherches fondamentales ». *Revue française de psychologie ;* 29, 1, 1984.

REVAULT D'ALLONES *et al. La démarche clinique, ses caractéristiques.* Paris : Dunod, 1992.

REY A. *Dictionnaire historique de la langue française.* Paris : Le Robert, 1992.

RIVIÈRE C. *Introduction à l'anthropologie.* Paris : Hachette (1995), 1999.

ROSENTHAL C., FÉMONTIER-MURPHY C. *Introduction aux méthodes quantitatives en sciences humaines et sociales.* Paris : Dunod, 2001.

SAUVÉ L., LEGENDRE R. « La notion de modèle en éducation : quelques éléments de clarification ». *Recherche scientifique et praxéologie dans le champ des pratiques éducatives.* Tome I. Congrès AFIRSE, Département des Sciences de l'éducation, Université de Provence, 1994.

SCHWARTZ Y. *Le paradigme ergologique ou un métier de philosophe.* Toulouse : Octarès, 2000.

SCHWARTZ Y. « Théories de l'action ou rencontres de l'activité ? ». *Raisons Éducatives, Théories de l'action et éducation ;* 67-91, 2001.

SKINNER B.F. *Pour une science du comportement : le behaviorisme.* Neuchâtel et Paris : Delachaux et Niestle (1938), 1979.

TARLIER D. *Mediating the meaning of evidence throught epistemological diversity.* Nursing Inquiry, juin, 12 (2), p. 126-134.

TIMBERGEN N. *La vie sociale des animaux.* Paris : Payot, 1967.

TRÉDÉ M. *Kairos, l'à-propos et l'occasion, le mot et la notion, d'Homère à la fin du IVe siècle avant J.-C. Études et commentaires 103.* Paris : Klincksieck, 1992.

VAN DER MAREN J. M. *Méthodes de recherches pour l'éducation.* Bruxelles : De Boeck, 1996.

VERMERSCH P. *L'entretien d'explicitation.* Paris : ESF, 1994.

VIAL M. *Les modèles de l'évaluation, textes de bases et commentaires.* Postface de Bonniol J.-J. Bruxelles : De Boeck, 1997.

VIAL M. « Aller dans le terrain : quelles attitudes possibles pour le chercheur en sciences de l'éducation et quelles conséquences méthodologiques ? ». *L'Année de la recherche ;* 61-87, 1999.

VIAL M. *Se former pour évaluer, se donner une problématique et élaborer des concepts.* Bruxelles : De Boeck, 2001.

Vial M., Thuilier O. *L'évaluation au quotidien des cadres de santé à l'hôpital*. Paris : Lamarre, 2003.
Wallon H. *Les origines de la pensée chez l'enfant*. Paris : PUF, 1954.
Watzlawick P. *Logique de la communication*. Paris : Le Seuil, 1994.

LISTE DES FIGURES ET DES TABLEAUX

Figures

Tableaux

INDEX

Mise en page : Le vent se lève...
Achevé d'imprimer en novembre 2011
sur les presses de l'imprimerie Wilco
Dépôt légal : mai 2011

Imprimé aux Pays-Bas